Retrouve-nous sur notre site internet : www.indayi.de

Informations bibliographiques de la bibliothèque internationale allemande :

La bibliothèque nationale allemande a enregistré cette parution dans la bibliographie nationale allemande. Pour plus d'informations concernant cette bibliographie, accédez au lien http://dnb.d-nb.de

Édition de janvier 2022 © indayi edition

De l'allemand : 40+ Krankheiten heilen durch die Ernährung - Lebensmittel, die Medikamente ersetzen: Natürliche Gegenstücke zu Tabletten

Tous droits réservés. Toute reproduction – partielle ou complète – de l'œuvre n'est possible qu'avec l'autorisation de l'auteur.

Édition, mise en page et 4ᵉ de couverture : Birgit Pretzsch

Traduction et relecture de Zoé Cenier

ISBN : 9798407858263

Tabou Banganté Blessing Braun

Guérir plus de 40 maladies par l'alimentation

Ces aliments qui remplacent les médicaments :
des équivalents naturels aux comprimés

**Les pouvoirs curatifs magiques des aliments.
Quel aliment lutte contre quelles maladies ?**

De la série à succès

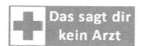

À propos de l'auteur

Tabou Banganté Blessing Braun est un penseur et un auteur d'investigation libre et indépendant qui aime écrire sur des sujets difficiles et impopulaires. Grâce à ses connaissances accumulées et concentrées, à ses recherches et à ses auto-expériences, il fait avancer ses lecteurs et le monde un peu plus loin, en les rendant plus sains et plus heureux. Il est spécialisé sur les difficultés et les problèmes dans les domaines du travail et de la carrière, des relations et de la famille, de la planification de la vie, de la santé, des blocages psychiques et de bien d'autres choses encore. Il conseille et accompagne les gens pour leur permettre de grandir avec succès et de maîtriser leur vie grâce à des techniques et des astuces simples, faciles et géniales. Ses livres font avancer tout le monde, même les sceptiques les plus résistants.

Le « citoyen du monde », comme il se fait appeler, habite et vit en Allemagne et aime flirter avec la ville des sciences de Darmstadt.

Son style d'écriture inimitable, marqué par ses langues maternelles africaine et française, est son signe distinctif et a été conservé dans le texte et seulement soigneusement édité.

Braun applique la méthode DantseLOGIK, développée avec succès par Dantse Dantse.

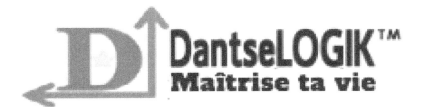

DantseLOGIK™
Maîtrise ta relation

DantseLOGIK™
Maîtrise ta famille

DantseLOGIK™
Maîtrise ton poids

DantseLOGIK™
Maîtrise ta santé

DantseLOGIK™
Maîtrise ta carrière

DantseLOGIK™
Maîtrise ta communication

DantseLOGIK™
Maîtrise ta crise

DantseLOGIK™
Maîtrise ton stress

DantseLOGIK™
Maîtrise ta masculinité

DantseLOGIK™
Maîtrise ta féminité

Le coaching qui agit comme par magie – voici la devise de la

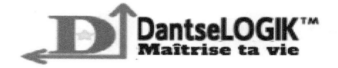

- DantseLOGIK™. La logique qui fait des merveilles.
- DantseLOGIK™. La logique qui fait bouger.
- DantseLOGIK™. La logique qui rend heureux.
- DantseLOGIK™. La force qui mène au succès.
- DantseLOGIK™. Guérit. Agit. Garanti.

Avant-propos

Savais-tu déjà,

que le gingembre te protège des rhumes toute l'année ?

Savais-tu déjà,

que l'ananas peut prévenir la dépression ?

Savais-tu déjà,

que le moringa est un remède miracle contre le cancer ?

Dans ce livre, tu feras, en plus de celles-ci, nombre d'autres découvertes.

Plus de trente maux sont listés avec les principaux aliments qui contribuent à leur guérison ou qui t'empêchent de tomber malade.

Alimentation saine, corps sain, mais avec quels aliments naturels ?

Tu seras surpris de voir qu'un changement de régime alimentaire fait disparaître nombre de tes maux, est bon pour ta santé et tu t'étonneras en constatant combien de poids tu perds, à quel point tu renforces ta masse musculaire, comme tu gagnes en vitalité, et comme tu es plus heureux. C'est presque magique.

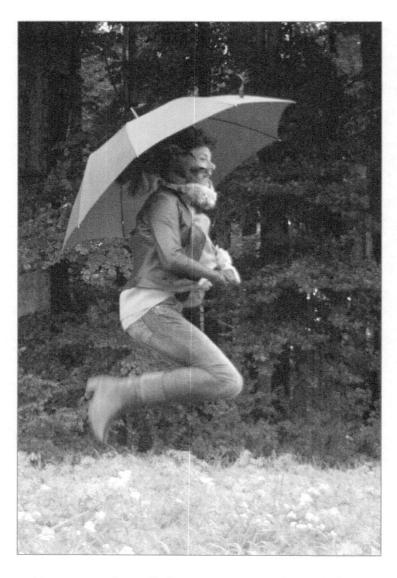

Un manuel sur l'alimentation et la santé pour se prendre en main

Ce livre tend seulement à donner des idées à titre informatif. De nombreux aliments ont des effets non seulement préventifs mais surtout durables. Il est important de se nourrir de différents types d'aliments et d'adopter une alimentation saine comme base des habitudes alimentaires.

Même en ne suivant qu'une partie des conseils de ce livre (par exemple seulement une réduction drastique de la consommation de produits laitiers), tu verras que tu te sentiras vite mieux. Tu seras ravi de constater qu'un grand nombre de tes maux disparaît rapidement.

Dans ce manuel, tu découvriras des conseils t'aidant à user de tes propres moyens pour renforcer, améliorer, préserver ou recouvrer globalement ta santé grâce à des aliments naturels. Ce livre n'est pas un ouvrage technique et ne remplace en aucun cas une consultation médicale, mais il te donne tout de même un sentiment positif, accroît ta confiance en toi et encourage un meilleur contact avec toi-même. Pour cause : tu es la nature et la nature c'est toi. Se concentrer sur les aliments et autres remèdes naturels implique de mieux se comprendre soi-même. Comme le dit un proverbe africain, celui qui se connaît et se comprend bien vit en meilleure santé, plus heureux et plus paisible.

Aussi bien dans la médecine officielle moderne que dans le

milieu scientifique, les maladies, leurs causes et leur traitement s'expliquent et se comprennent souvent différemment dès l'instant qu'on les observe d'un point de vue global. Le milieu scientifique s'efforce de concevoir les maladies à l'échelle locale. Pourtant, d'un point de vue global et naturel, on prend en compte l'ensemble de l'organisme, considérant rarement des symptômes isolés. Par exemple, là où la médecine officielle cherche à réduire l'impuissance par des médicaments (qui ont bien souvent des effets secondaires), sans dissuader le patient de conserver une mauvaise alimentation et un mode de vie nocif (alcool, produits laitiers, produits transformés, sodas, tabac, manque de sport, etc.), la méthode naturelle, quant à elle, a pour objectif de rendre à l'organisme tout entier son équilibre sain. En cas d'impuissance, il ne s'agirait pas seulement de se pencher sur celle-ci, mais également de considérer le mode de vie global. Peut-être suffirait-il ainsi de mettre un terme à une mauvaise alimentation. Il est impossible de séparer ou de diviser l'Homme, ni en morceaux indépendants les uns des autres, ni de la société dans laquelle il vie, non plus que de la nature puisqu'il en est une part, et cela signifie qu'il est impossible de le séparer de ce qu'il mange, de ce qu'il boit et de ce qu'il respire. C'est pour cela qu'alors que de nombreuses méthodes naturelles agissent depuis déjà longtemps, la médecine officielle commence à peine à établir certains liens.

Dans mon coaching, je m'intéresse depuis des années à la relation entre la santé et les aliments. Inspiré par mes découvertes et mes connaissances d'Afrique, apprises au cours de nombreux rituels, ainsi que par mes expériences d'autres parties du monde, j'ai décidé d'écrire ce livre.

J'en exclus volontairement les termes et définitions techniques complexes, que nul ne comprend véritablement, pour que, sans devoir trop réfléchir, tu puisses agir et comprendre ce que tu fais. C'est un manuel pour chaque femme et chaque homme, qui te permet de continuer de t'informer et de comprendre comment ce que tu manges détermine ta santé.

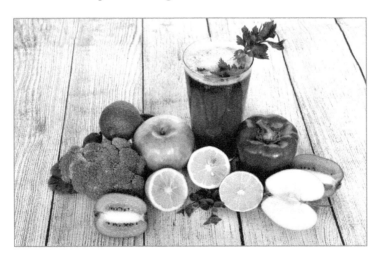

Avant-propos 10

    DantseLogik : Il n'y a pas de miracles, pas de magie, mais seulement des phénomènes, dont nous ne comprenons pas le déroulement 31

    Pourquoi sommes-nous amenés à croire à la magie ? 48

    La formule de l'attitude mentale intérieure : la loi magique du succès de DantseLogik pour une attitude mentale positive 50

    L'enseignement de la logique Dantse : Toujours être celui qui agit pour se guérir et se libérer 56

Introduction 86

1   Trucs et astuces d'inspiration africaine pour un corps sain et un esprit sain 92

1.1 Une nouvelle culture alimentaire pour une nouvelle sensation corporelle, manger et être en bonne santé, manger et se soigner 92

1.2 Commence par cela pour pouvoir mesurer ton succès 97

1.3 Les causes de maladies les plus fréquentes consistent en une mauvaise alimentation 100

2 Ce qui est bon pour le corps 108

2.1 Tableau des vitamines importantes et de leur fonction, liste des aliments dans lesquels les trouver 108

2.2 Liste des minéraux et oligoéléments importants et des aliments qui en contiennent naturellement 116

2.3 Le Moringa (Moringa Oleifera) – la plante la plus nutritive du monde, connue au Cameroun sous le nom de « mother's best friend » ou encore de « Baum des Lebens », qui soigne nombre de maladies 122

2.4 Le gombo, un autre aliment miraculeux (et curatif), source de nombre de vitamines et de minéraux 127

2.5 Les omégas 3, un élément important de l'alimentation. Quels aliments

		contiennent le plus d'acides gras non saturés ? 130
2.6		14BAntibiotiques naturels : aliments naturels qui agissent comme des antibactériens et des antibiotiques .. 133
2.7		15BL'huile végétale en grande quantité est très saine. Un bon équilibre d'huiles saturées et non saturées est très bon pour le corps ... 135
2.8		16BUn miracle pour la santé avec les fruits tropicaux : ananas, papaye, avocat.. 142
	2.8.1	55BL'ananas, fruit-de-la-bonne-humeur, idéal pour le cerveau et la psyché, ainsi que l'acidification et la lutte contre de nombreuses maladies 142
	2.8.2	56BLa papaye omnipotente 145
	2.8.3	57BL'avocat, contre le cholestérol et la leucémie 147
2.9		17BLe gingembre, l'oignon, l'ail : trois armes magiques, souterraines et secrètes pour la santé et contre le surpoids 149
	2.9.1	58BLe makossa hot rotic, la sauce piquante magique avec du

gingembre, de l'ail, de l'oignon et plus encore 151

2.10 Le SEXE et l'activité physique : pas des aliments, mais des remèdes naturels utiles contre les maladies psychiques et physiques 154

2.11 Les aliments amers sont aussi bons pour notre santé et aident à perdre du poids, ce qui est amer met en forme et amincit 156

2.12 Les aliments basiques – l'alimentation basique est le fondement d'un corps sain, équilibré et fort, ainsi que de l'éradication des maladies 160

2.13 Liste des aliments basiques et des bons acidifiants 161

2.13.1	Tableau des fruits basifiants 161
2.13.2	Tableau des herbes et salades basiques.. 163
2.13.3	Tableau des pousses et germes basiques.. 165
2.13.4	Tableau des noix et graines basiques........... 165
2.13.5	Tableau des protéines et des pâtes basiques.. 165
2.13.6	Les bons aliments acidifiants....................... 167

2.13.7	Tableau de la valeur nutritionnelle des aliments basiques par ordre alphabétique	170
3	**Le pouvoir curatif des aliments naturels : liste complète des maladies endémiques et les aliments naturels qui luttent contre**	**182**
3.1	**22BQuels aliments contre Alzheimer ?**	**184**
3.2	**23BQuels aliments contre l'anxiété ?**	**187**
3.3	**24BQuels aliments contre l'artériosclérose ?**	**191**
3.4	**25BQuels aliments contre l'asthme, la bronchite, les maladies pulmonaires et respiratoires ?**	**193**
3.5	**26BQuels aliments contre les douleurs oculaires et les troubles de la vue ?**	**196**
3.6	**27BQuels aliments contre les infections urinaires, la cystite et autres troubles de la vessie ?**	**200**
3.7	**Quels aliments contre l'hypertension ?**	**204**

3.8 29BQuels aliments contre un taux de cholestérol élevé ? **208**

3.9 31BQuels aliments contre une mauvaise digestion, nettoient aussi l'intestin ?... **212**

3.10 32BQuels aliments contre la dépression et les faiblesses pyschiques ? **214**

3.11 .... 33BQuels aliments contre le diabète ? **218**

3.12 ...... 34BQuels aliments contre la diarrhée ? **222**

3.13 .... 35BQuels aliments contre les inflammations, les plaies et les blessures ?... **226**

3.14 ... 36BQuels aliments contre les coups de froid, les rhumes, les maux de gorge et la toux ?... **230**

3.15 37BQuels aliments préviennent / agissent contre la fièvre ? **234**

3.16 ...... 38BQuels aliments contre la chute de cheveux et le grisonnement précoce ? **236**

3.17 39BQuels aliments contre les problèmes de peau : impuretés, boutons, cellulite, psoriasis ? 239

3.18 ... 40BQuels aliments contre les maladies cardiovasculaires et les infarctus ? 244

3.19 41BQuels aliments contre l'impuissance, la perte de désir et les troubles érectils ? 249

3.20 42BQuels aliments préviennent le cancer ? 253

3.21 . 30BQuels aliments contre les infections gastro-intestinales ? 256

3.22 .... 43BQuels aliments contre les douleurs menstruelles ? 258

3.23 44BQuels aliments contre la migraine et les maux de tête ? 261

3.24 .... 45BQuels aliments contre la fatigue et l'apathie ? 264

3.25 .... 47BQuels aliments contre la mauvaise haleine ? 267

3.26 .... 49BQuels aliments contre les douleurs musculaires ou nerveuses et les rhumatismes ? 271

3.27 .... 50BQuels aliments contre l'ostéoporose 274

3.28 . 48BQuels aliments contre la maladie de Parkinson ? 277

3.29 .... 51BQuels aliments contre le stress ? 279

3.30 .... 53BQuels aliments contre la nausée ? 282

3.31 ...... 52BQuels aliments contre le surpoids ? 284

3.3254BQuels aliments contre les symptômes de la ménopause ? 287

3.33 .... 46BQuels aliments contre les maux de dents, les inflammations gingivales et les caries ? 289

Sources 294

D'autres livres parus chez indayi edition (extrait) 314

La particularité de mes livres et de ma logique du savoir

À propos de ma philosophie et de ma méthode de travail

Je m'intéresse depuis longtemps aux œuvres de Dantse Dante et surtout à son approche du coaching et de l'aide thérapeutique à la vie. La DantseLOGIK qu'il a développée et qui s'applique à tous les domaines de la vie privée et professionnelle m'a fortement impressionnée et je suis moi-même formée pour l'utiliser. Pour une meilleure compréhension de cette méthode innovante et de son contexte, je cite ici avec l'aimable autorisation un extrait de la série de guides de Dantse Dantse "Dantselog" (par exemple le volume 1 **DANTSELOG - La technique révolutionnaire de dialogue et de communication avec soi-même pour la résolution des problèmes. Partie 1 : La doctrine du « Dantselog » : Qu'est-ce que le Dantselog ?** ISBN- 979-8772336366).

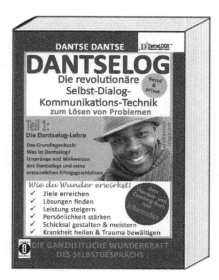
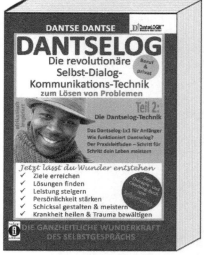

Pourquoi mes livres aident-ils autant ?

Début de l'extrait

La particularité de mes livres et de ma logique du savoir : pourquoi mes livres aident autant ?

Une caractéristique unique : Mes livres ne sont pas conventionnellement scientifiques, mais naturels

Aller directement à l'essentiel, sans gonfler le livre de nombreux termes techniques pour tenter de l'améliorer. C'est ce que veulent mes lecteurs. Ils veulent des conseils qui peuvent être appliqués immédiatement, sans le stress d'essayer de comprendre le contenu pendant la lecture. La plupart des gens savent déjà très bien ce qui ne va pas chez eux, de quelle maladie ils souffrent. Ce qui leur manque, ce sont **des solutions qui peuvent vraiment les aider**. Ils veulent des livres pratiques et moins d'explications, de définitions et d'études scientifiques, que tu peux lire partout aujourd'hui sur Google (beaucoup d'entre elles sont de toute façon manipulées - lis le chapitre. « Le commerce des études scientifiques »). Comme je ne suis pas médecin, cette demande et ce souhait de mes lecteurs correspondent tout à fait à ma philosophie :

Des livres qui sont comme des médicaments instantanés !

Mes livres sont comme des médicaments ou des thérapies instantanément efficaces - pourquoi ?

Je ne t'ennuierai pas dans ce livre avec de nombreux termes techniques, de démonstrations scientifiques compliquées, de preuves, d'explications et de corrélations que de nombreux auteurs utilisent pour agrémenter leurs livres. Lorsque tu te rends chez un thérapeute traitant (qu'il s'agisse d'un médecin conventionnel ou d'un guérisseur alternatif), tu es moins intéressé par les études scientifiques ou les publications techniques concernant une maladie dont tu souffres ou dont tu veux te protéger. Tu tiens à ce que le médecin ou le guérisseur fasse ce qu'il faut pour que tu sois guéri ou protégé sans t'embrouiller encore plus avec de nombreuses explications. C'est pourquoi l'endroit où il te traite s'appelle un « cabinet ». Ce terme est d'origine grecque et signifie *acte, action, accomplissement, mais aussi exécution, achèvement et non discussion, causerie, école, instruction etc...* Oui, il s'agit pour toi d'obtenir ce qui t'aide

La particularité de mes livres et de ma logique du savoir

> **C'EST EXACTEMENT COMME ÇA QUE SONT MES LIVRES. ILS SONT BIEN ACCUEILLIS PAR LES LECTEURS PARCE QUE J'APPORTE DES CONNAISSANCES SIGNIFICATIVES DANS UN LANGAGE « SIMPLE » ET CLAIR QUI LES AIDENT DIRECTEMENT.**

Par exemple, une lectrice dont le système immunitaire était totalement défaillant m'a écrit qu'elle avait utilisé la sauce DIFO - DANTSE IMMUN FORTE de mon livre « Au commencement était l'intestin » („Am Anfang war der Darm" - ISBN 978-3-947003-12-9)[1] et que son système immunitaire était devenu beaucoup plus stable en 3 semaines. Cela confirme que j'ai le droit de mettre ces informations sanitaires à la disposition de tous. Si je pense que les citations de sources sont importantes, alors je les cite. Mais en général, ils ne sont pas importants pour moi, car je ne peux pas étayer scientifiquement la plupart des connaissances que je partage ici. Je l'ai acquise grâce à mes formations en Afrique et par d'autres moyens. Ce n'est pas sans raison que de plus en plus de spécialistes viennent me voir pour apprendre une chose ou une autre de moi, parce qu'ils l'ont lu dans

---

[1] La traduction française sera bientôt disponible.

un de mes livres ou que leurs patients ont parlé de moi avec enthousiasme.

Dans ce sens, mes livres doivent être compris et « savourés ». Si quelqu'un veut vraiment approfondir un sujet et le faire de manière plus scientifique, il peut le faire avec d'autres livres d'auteurs du monde professionnel. On y trouve des connaissances scientifiques détaillées.

> À PARTIR DE CETTE LOGIQUE, J'AI MAINTENANT DECIDE D'ECRIRE TOUTE UNE SERIE DE LIVRES SUR L'AUTO-GUERISON, QUE J'APPELLE « L'AUTO-GUERISON AVEC LE CHARME DE DANTSELOGIK ».

DantseLogik :
Il n'y a pas de miracles, pas de magie, mais seulement des phénomènes, dont nous ne comprenons pas le déroulement

Tout comme il existe un couvercle pour chaque pot, il y a toujours une solution à chaque problème.

DantseLogik – le monde des solutions :

La particularité de mes livres et de ma logique du savoir

DantseLogik – une logique qui fait des merveilles.

DantseLogik – une logique qui fait bouger.

DantseLogik – une Logique qui rend heureux.ses.

DantseLogik – la force qui pousse à la réussite.

DantseLogik – guérit, fonctionne. C'est garanti.

DantseLogik –touche les cœurs.

DantseLogik – ouvre les yeux.

DantseLogik – élargit l'horizon.

DantseLogik – influence la vie.

DantseLogik – résout les problèmes

DantseLogik – élimine les inquiétudes et les craintes.

DantseLogik – rend heureux.

DantseLogik – voit en tout des possibilités, le bien, la « chance ».

> La DantseLogik est la doctrine selon laquelle tout est lié, rien n'est aléatoire, tout a une explication logique, que nous sommes seulement parfois incapables de comprendre. Trouver la logique derrière une chose fait disparaître le pouvoir que cette chose a sur nous et les solutions viennent plus facilement ou peuvent être trouvées ou vues plus facilement. DantseLogik est une logique qui non seulement te change mais change aussi le monde des solutions. Tout ce qui t'arrive ne fait que concourir à ton bien-être.

La connaissance chasse la conviction des miracles, puisque la connaissance est la vérité

DantseLogik est toute la logique de mon enseignement, ma philosophie, qui montre comment la logique peut être utilisée pour démystifier les choses et les phénomènes que l'on appelle miracles et comprendre la structure et la logique qui les régissent.

Beaucoup de gens croient **à la magie ou aux miracles** : DantseLogik, l'enseignement thérapeutique que j'ai développé, démontre qu'il n'y a pas de miracles, pas de magie, pas de sorcellerie, mais seulement des choses dont la grande majorité d'entre nous est incapable de comprendre le processus parce que nous n'avons pas les connaissances nécessaires.

La DantseLogik est une doctrine de la connaissance, selon laquelle tout est lié et connecté à l'environnement et à la nature. Rien n'arrive de manière isolée, par hasard ou simplement comme cela. Tout a une explication logique (biologique, mathématique, physique, spirituelle). DantseLogik te permet **de pouvoir faire une auto-thérapie, de te coacher toi-même** et d'atteindre des succès qui auraient été qualifiés d'impossibles. DantseLogik te permet de créer des résultats « impossibles » parce que tu ne sais pas qu'ils sont impossibles. C'est précisément parce que tu ne sais pas que c'est impossible que tout devient soudain possible. Parce que tu ne sais pas que c'est impossible, tu le fais et tu le réussis aussi.

> **DantseLogik te permet de créer des résultats « impossibles » parce que tu ne penses pas qu'ils sont impossibles. Et parce que tu ne penses pas que c'est impossible, tu le fais et tu le réussis !**

Crée ce dont tu as besoin et tu le possèdes. Dieu nous a dotés de la capacité de le faire. Nous avons la capacité d'obtenir ce que nous voulons, quand nous le voulons, si nous pouvons faire appel à toutes nos ressources intérieures. Dieu nous a personnellement donné cette promesse.

Il est écrit dans la **Bible** que Dieu a créé l'homme à son image. Je vois dans cet aveu une image spirituelle, énergétique. Ça veut dire :

> **Si l'homme est fait à l'image de de Dieu, alors il peut aussi faire beaucoup de choses que Dieu peut faire et que nous appelons des miracles.**

À partir de cette prise de conscience, ces choses ne sont plus des miracles, mais la réalité. Par exemple, Dieu peut se déplacer entre les dimensions et résider en différents endroits. Les êtres humains peuvent faire de même. Ceux qui en ont connaissance le font tous les jours, **mais nous appelons cela, à tort, de la magie.**

Jésus dit dans Jean 8 v 32 :

> « Vous connaîtrez la vérité, et la vérité vous rendra libres.»

La particularité de mes livres et de ma logique du savoir

En anglais, cela signifie :

> „You will know the truth, and the truth will set you free."

En allemand, cela signifie :

> „Ihr werdet die Wahrheit erkennen, und die Wahrheit wird euch frei machen."

La vérité est la connaissance la plus élevée, la connaissance absolue. Je pourrais alors comprendre la phrase de Jésus comme suit :

> « Vous aurez la connaissance, et la connaissance vous rendra libres. »

La connaissance libère des miracles et de la foi en la magie.

Dieu peut nous voir et nous parler sans avoir besoin d'appareils techniques, il sait ce que nous pensons sans nous le demander, il peut nous guérir uniquement par son énergie, son amour, sa parole. Comment pouvons-nous alors qualifier de magie des actes similaires, lorsqu'ils sont accomplis par des humains ? Des miracles ? Quand celui qui nous a créés peut faire tout cela et nous a dit qu'il nous a créés à son image ? Si tu sais comment faire, tu peux voler ou communiquer (auditivement, visuellement, etc.) sans appareil, **tu peux guérir sans médicaments**, tu peux, comme Dieu l'a dit, déplacer des montagnes par ta foi. Et ici, nous pouvons remplacer le mot « foi » par le mot « connaissance ».

La particularité de mes livres et de ma logique du savoir

> **Pa- là, Dieu a voulu faire comprendre à l'homme les capacités grandioses qu'il (Dieu) a mises en lui (l'homme), de sorte qu'il peut créer et réaliser presque tout ce qu'il veut, s'il y met du sien.**

Dieu s'ouvre à nous et nous montre tout ce qui est possible. En le démontrant Lui-même, Il nous montre le chemin pour que nous puissions le faire comme Lui, car nous sommes Son image. Mais **par notre façon de penser, nous avons construit des montagnes qui nous ont obstrués le chemin.** Nous nous sommes aveuglés. Nous avons gravé dans notre esprit le mot « **IMPOSSIBLE** » et n'avons confiance que dans une fraction de ce dont nous sommes réellement capables.

Le très peu de personnes qui ont compris cela dirigent le monde. Quelques centaines de milliers de personnes, qui ont accès à la connaissance inépuisable, dirigent la vie de milliards de personnes et confirment ainsi la loi de Dieu, qui a créé des personnes capables de tout dominer. Oui, en fait, seules quelques personnes le font. **Tu pourrais le faire toi-même.** Tu as cette capacité. Elle est dans tous les êtres humains. Tu n'as pas à l'inventer (car personne n'invente), **tu dois simplement la découvrir en toi.**

Pourquoi mes livres aident-ils autant ?

> **Cela signifie que seules quelques personnes intelligentes croient à la « magie », aux « miracles ». Ou mieux encore, celui qui ne croit pas aux choses simplement parce qu'il ne peut pas les expliquer, et parce qu'il ne les comprend pas, celui-là n'est pas très intelligents.**

C'est une façon de penser purement logique et c'est sur elle que repose l'ensemble de mon enseignement, que j'appelle **Dantse-Logik**. Tout est logique dès lors que l'on comprend comment cela fonctionne.

> **Je ne suis pas médecin, mais je guéris.**
> **Je ne suis pas un guérisseur, mais je guéris.**
> **Je ne suis pas un technicien, mais je répare des appareils techniques.**
> **Je ne suis pas un consultant en affaires, mais je sauve des entreprises.**
> **Je ne suis pas psychiatre, mais j'élimine les problèmes psychiques persistants.**

La particularité de mes livres et de ma logique du savoir

Je fais avancer les gens et les amène à des changements « impossibles » jusqu'à de nouveaux états de conscience plus élevés, bien que je ne sois pas un ecclésiastique. Tout cela sans aucun médicament, ni amulette magique. Je ne concocte pas de remèdes, je ne prépare pas de teintures à base de plantes à administrer, je ne vais pas à l'église tous les jours. **Tout ce que je réussis est possible parce que je comprends mieux et plus profondément la logique des choses.** Les gens qui me rencontrent sont étonnés de voir, de reconnaître, de comprendre beaucoup de choses et de trouver des solutions en quelques minutes, là où ils ont parfois fait 15 ans de thérapie pour rien. Certains signes de guérison apparaissent presque immédiatement.

Beaucoup viennent à moi en **s'attendant à ce que je pratique la magie**, que j'utilise des mots magiques, que je leur donne des remèdes que j'ai mixés. **Mais ils ne trouvent rien d'autre qu'une logique**. Une logique qui révèle des corrélations, des processus, des connexions. **Cette logique ne guérit pas, elle fait en sorte que les gens se guérissent eux-mêmes.** Cette logique t'amène à découvrir les capacités qui sont en toi et t'aide à créer toi-même ton « miracle », tout comme Dieu t'a créé. Il suffit de le créer et d'acquérir ainsi le pouvoir sur ce que tu as créé.

> Crée ta guérison
>
> et tu es guéri.
>
> Crée ton bonheur
>
> et tu es heureux.
>
> Crée ton argent
>
> et tu es riche.
>
> Crée ton amour
>
> et tu seras aimé.
>
> Crée-toi le succès
>
> et tu as réussi.

C'est cela la DantseLogik, la logique de la création. La logique qui t'aide à créer tout ce que tu veux.

La particularité de mes livres et de ma logique du savoir

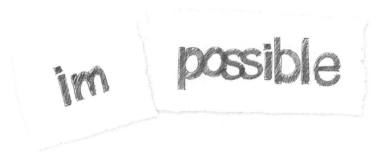

J'ai également expliqué cette logique à un homme qui est venu me voir parce qu'il avait des problèmes. **Un cas pratique :**

> Ce Turc de 28 ans est venu me voir pour me demander conseil il y a quelques années. Il avait entendu dire que j'étais, comme il le disait, un « faiseur de miracles ». Nous nous sommes rencontrés un matin d'été 2014 et sommes allés faire du jogging ensemble. Je lui ai d'abord expliqué que seuls Dieu et les prophètes pouvaient faire des miracles. Mais je ne suis ni l'un ni l'autre. Pour moi, en tant qu'être humain, il n'y a pas de miracle. Il n'y a que

des phénomènes que nous ne comprenons pas. Nous ne les comprenons pas, non pas parce qu'ils ne sont pas logiques, mais parce que nous ne *pouvons* pas les comprendre, tout comme la géométrie est magique et miraculeuse pour un enfant de la maternelle. Parce que l'enfant ne comprend pas encore l'enseignement du cours élémentaire, cela signifie pour lui que ces genres de choses n'existent pas. Pour l'enfant, tout se trouve sur le papier sont des balivernes. Mais lorsque l'enfant est au CE1 et apprend la géométrie, cela devient soudain un processus normal, complètement logique. Et l'enfant oublie qu'il y a 5 ou 6 ans, il a écarté cette connaissance et cette réalité comme étant des absurdités. C'est ainsi que je l'ai expliqué au jeune homme d'affaires. Comment cette histoire se poursuit, tu peux le lire sous le titre « *100 marchandises par jour ? Impossible ! Je n'arrive même pas à en vendre 10 par mois !* Puis il vécut le miracle » dans „Dinge passieren nicht einfach so…" (ISBN 978-3-947003-22-8), publié en Juin 2019[2] :

---

[2] La traduction française sera bientôt disponible.

La particularité de mes livres et de ma logique du savoir

Nous sommes souvent incapables de comprendre les choses parce que nous avons réduit notre capacité cérébrale au seul visible, au rationnel, au physique. C'est comme si l'on ne regardait qu'une face d'une pièce de monnaie et que l'on ignorait qu'il y a quelque chose de l'autre côté également. Ce faisant, nous nous sommes rendus idiots. **Nous avons considérablement réduit notre intelligence et, de ce fait, nous n'utilisons qu'une petite partie de notre puissance cérébrale.** Tous ceux qui ont marqué de leurs empreintes ce monde sont allés au-delà de leur pensée rationnelle et ont su matérialiser ce que les autres ne voient pas.

Il n'y a rien qui n'ait existé, que ce soit sous forme d'idées ou d'énergie. C'est pourquoi il y a des gens dans différentes parties du monde qui ne se connaissent pas, mais qui, au même moment, pensent et travaillent sur la même découverte. Je n'appelle pas ce procédé une *invention*, car ils n'inventent rien, tout existe déjà, c'est pourquoi ils pourraient simplement *recevoir* et *découvrir*. Tout comme lors de la naissance d'un enfant : Une femme *donne naissance* à un enfant, mais elle ne l'a pas créé.

C'est exactement la même chose avec ce que nous appelons miracles ou bien magie. **Tout a une explication logique et mathématique** qui est facilement compréhensible une fois que tu as les connaissances nécessaires. Il y a des décennies, si on nous avait parlé des smartphones qui permettraient de passer un appel sans fil et de voir en même temps la personne, personne ne l'aurait cru. Cela aurait été de la pure magie africaine, du vaudou, comme le disait un Français à mon père dans les années 70.

Nous vivions à l'époque dans l'Est du Cameroun et mon père était préfet de région et le Français était ingénieur dans une entreprise de bois. Le Français a passé beaucoup de temps chez nous avec mon père et ils ont eu des échanges très intenses sur **des sujets philosophiques**. Ce faisant, ils ont également abordé des sujets comme la magie ou le vaudou. Mon père lui avait parlé des capacités de ses arrière-grands-parents. Ils pouvaient téléphoner sans fil et même se voir. Mon père avait dit que cette technique reviendrait. Le Français lui avait répondu : « oui, dans le vaudou, tout est possible » et s'est moqué de lui. Et aujourd'hui, ce « vaudou » est tellement normal que personne ne se demande comment il fonctionne. Tout ce que nous ne savons pas, ne pouvons pas faire, ne comprenons pas, nous est d'abord impossible et est qualifié de magique.

 Il n'y a pas de miracles, pas de magie, sauf si tu veux l'appeler ainsi. C'est ce que montre la DantseLogik. La DantseLogik te permet de rendre possibles des choses que nous, les humains, avons appris à qualifier d'impossibles et de non réalisables. Mais Dieu nous permet de faire tout cela gratuitement. Nous avons la possibilité d'obtenir ce que nous voulons, quand nous le voulons, si nous pouvons accéder à toutes nos ressources intérieures.

D'ailleurs, cet homme turc très laborieux m'a rencontré plus souvent, m'a fait part de son souhait et m'a demandé de l'aider à le réaliser. Je lui ai toujours dit qu'il était sur la bonne voie et que son souhait serait bien entendu exaucé si c'est

La particularité de mes livres et de ma logique du savoir

ce qui pourrait non seulement le rendre heureux mais les personnes qui l'entourent. Il lui suffirait d'être très attentif pour reconnaître et accepter les signes de Dieu (ou, pour ceux qui ne veulent pas entendre le nom de Dieu : les signes de son protecteur invisible), et avoir le courage de les mettre en pratique sans tarder.

Dans mon livre **DANTSELOG - La technique révolutionnaire de dialogue et de communication avec soi-même pour la résolution des problèmes. Partie 1 : La doctrine du « Dantselog » : Qu'est-ce que le Dantselog ?** (ISBN- 979-8772336366), tu apprendras comment rendre les « miracles » possibles uniquement à travers des monologues intérieurs innovants.

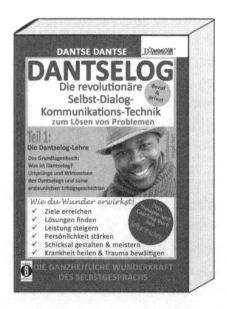

Pourquoi mes livres aident-ils autant ?

La particularité de mes livres et de ma logique du savoir

Pourquoi sommes-nous amenés à croire à la magie ?

Surtout en Afrique, aussi bien au cours de mes recherches et de mes instructions, qu'au cours de mes recherches dans de nombreux loges de connaissance en Europe, j'ai vu des choses qui nous sont vendues comme de la **magie** et des **miracles**, mais dont la création suit à 100% un **processus logique et normal** de connaissance. Beaucoup de choses que nous - y compris moi - appelons magie sont des processus simples et logiques que n'importe lequel d'entre nous pourrait réaliser s'il savait comment procéder, c'est-à-dire s'il avait appris à le faire.

Ce n'est pas un hasard si les gens en sont réduits à croire aux miracles et à la magie. Cela crée une **pensée mystérieuse.** Pour préserver ce mystère, on doit encourager et laisser libre cours à la croyance en la magie et les miracles. Tout cela poursuit plusieurs objectifs, dont le plus important est de **garder les gens sous contrôle**.

La croyance aux miracles ou à la magie permet aux personnes qui ont le pouvoir et prennent des décisions relatives à d'autres personnes de mettre en place et d'exécuter leurs plans de **pouvoir, de manipulation et de contrôle total** (conscience de soi, pensée, sentiments, personnalité, etc.). La propagation de la croyance du mystère laisse de la place à toutes les croyances ainsi qu'aux religions, sectes, etc., pour qu'elles puissent présenter leurs **enseignements dogmatiques, trompeurs, fantasmagoriques et illogiques** comme mystiques et les appliquer. Cacher cette connaissance et promouvoir les miracles et la

croyance en la magie permet aux personnes et institutions puissantes de répandre l'ignorance, le mensonge, la stupidité, de mentir afin de manipuler habilement les gens. Cet obscurantisme conduit à l'émergence de loges, de sectes, de gourous, de démagogues dans le monde entier et il y en a pour tous les goûts.
Tous y trouvent leur compte : les politiques, qui ont toujours eu pour but de guider les gens, de les orienter de telle sorte qu'ils résistent difficilement aux décisions venues d'en haut. C'est une situation gagnante pour l'**économie et la science** qui, à un moment donné, font breveter nombre de ces secrets, s'assurent la célébrité, le prestige social et transforment la « croyance au miracle » en argent. Les **sectes** et les **gourous** en profitent également, de ces personnes perdues à la recherche de leurs âmes.

La particularité de mes livres et de ma logique du savoir

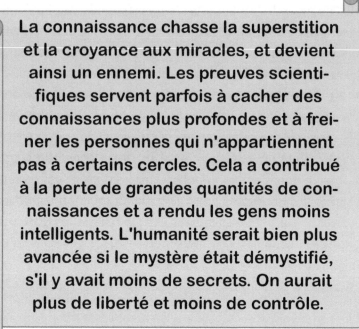

> La connaissance chasse la superstition et la croyance aux miracles, et devient ainsi un ennemi. Les preuves scientifiques servent parfois à cacher des connaissances plus profondes et à freiner les personnes qui n'appartiennent pas à certains cercles. Cela a contribué à la perte de grandes quantités de connaissances et a rendu les gens moins intelligents. L'humanité serait bien plus avancée si le mystère était démystifié, s'il y avait moins de secrets. On aurait plus de liberté et moins de contrôle.

La formule de l'attitude mentale intérieure : la loi magique du succès de DantseLogik pour une attitude mentale positive

Il y a vraiment une puissance supérieure (Dieu pour moi, quelque chose d'autre pour d'autres personnes) qui veille sur nous et fait toujours tout son possible pour s'assurer que nous allons bien. Cette acceptation mentale intérieure est la meilleure chose que tu puisses faire pour te faciliter la vie, pour la vivre sans, ou avec peu, de peur et d'inquiétude. Il s'agit d'une attitude mentale active. Une attitude mentale qui aide, guérit, trouve des solutions, apporte la paix, élimine aussi bien la peur et l'inquiétude que la pression et les blocages, te rend confiant et sûr de toi. Et surtout, un état d'esprit qui te permet d'avoir la **LIBERTÉ** et l'**AMOUR**.

LIBERTÉ et AMOUR sont les plus grandes bontés que Dieu nous a données gratuitement. (mais pas sans raison).

LA FORMULE DE SUCCÈS MAGIQUE de Dantse-Logik.

« Tout et tout le monde autour de moi et en moi contribue à ce que je réussisse à atteindre mon objectif et à être heureux.
Tout ce qui m'arrive contribue à ma santé, ma libération, ma liberté, mon succès et mon bonheur.
C'est comme ça que ça a toujours été, c'est comme ça que ça a toujours été planifié, c'est comme ça que ça sera cette fois aussi, c'est comme ça que ça va se passer, c'est comme ça que ça s'est passé, ainsi soit-il. Merci ! »

Cette formule est l'alpha et l'oméga de ta réussite. Tu dois **y croire fermement et t'y accrocher**. Peu importe ce qui se passe, car cette loi est la vérité. Même **tes ennemis t'aident à atteindre ton objectif sans le savoir**. Même ce que nous appelons le malheur arrive pour une raison : une douleur veut te dire que quelque chose doit être changé. L'obésité veut te dire que tu te nourris mal. Le diabète veut te dire que ton corps est excessivement riche en sucre et en graisses.

Tout ce qui t'arrive, y compris le malheur et la malchance, **concourt à ton bien-être**, maintenant ou plus tard. Cette loi est la vérité, aucune autre loi ne peut remplacer ou changer ou même s'ajouter à cette **loi divine**. Elle se trouve cachée dans la Bible :

> **DU RESTE, NOUS SAVONS QUE TOUT CONTRIBUE AU BIEN DE CEUX QUI AIMENT DIEU, DE CEUX QUI SONT APPELES CONFORMEMENT A SON PLAN.**
> ROMAINS 8:28

Tout, vraiment tout ce qui nous arrive est **toujours une transmission positive**. Seule l'interprétation que nous en faisons peut transformer cette transmission en quelque chose de négatif. Puisque cette loi est une vérité, elle est automatiquement une **force et transporte donc une énergie** qui a un effet positif sur toutes les autres actions. Le fait d'y croire ne peut apporter qu'une seule chose : ton **succès.**

Cette attitude mentale te permettra **de te synchroniser avec le bien**. Il ne te viendra que des choses qui finiront par avoir un effet (un impact) positif. Cette vérité est si forte que l'on devrait l'adopter comme point central dans l'éducation des enfants. Une personne ayant une telle attitude mentale est automatiquement **une gagnante**. Non pas qu'il ne fasse pas l'expérience de ce que nous, humains, appelons la défaite, l'échec, la difficulté, mais parce qu'ils ne lui font plus peur, n'ont plus de pouvoir sur lui et ne drainent plus son énergie. **Il sait que tout va bien se passer** et c'est pourquoi il se concentre sur ce bien. Cela l'amène à agir et à se comporter de manière à ce que ce bien lui parvienne effectivement. Il est en phase avec le bien.

> **Synchronise tes pensées avec le bien et le positif en toutes choses et le bien te suivra.**
>
> **TU NE SERAS JAMAIS NI UN RATÉ NI UN PERDANT, QUOI QU'IL ARRIVE. TU SERAS TOUJOURS UN GAGNANT, MÊME SI TU PLEURES DE DOULEUR.**

Chaque fois que tu n'es pas sûr de toi, que tu doutes, que quelque chose t'effraie et t'inquiète, que quelque chose de douloureux se produit, que tu es malade, que tu es victime d'intimidation, qu'un « malheur » se produit, que tu subis une « défaite », que tu échoues ou qu'on t'a abandonné, récite simplement cette loi du succès en toi-même et crois fermement en elle et tu verras ce qui t'arrivera.

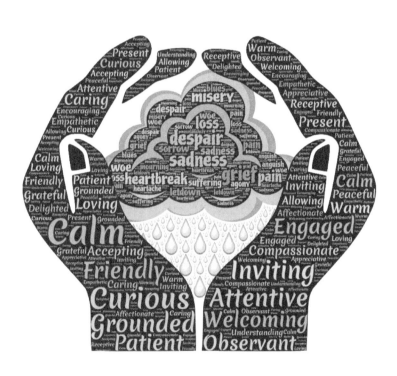

L'enseignement de la logique Dantse : Toujours être celui qui agit pour se guérir et se libérer

Dans toutes les situations et dans tout ce qui t'arrive, sois toujours celui qui agit ou prends le rôle de celui qui agit. Dans tout acte, même s'il est contre toi, ne sois jamais la victime, mais **l'auteur de ton bien-être**, l'auteur de ton happy end.

> **CETTE ATTITUDE, QUE LA PLUPART D'ENTRE NOUS QUALIFIERONT « D'INEQUITABLE » OU « D'INJUSTE », EST L'UNE DES MEILLEURES THERAPIES QUI SOIENT.**
>
> **TU PEUX L'UTILISER POUR GUERIR OU MEME COMBATTRE DES MALADIES ET DES TRAUMATISMES GRAVES.**

La **victime** d'un crime est susceptible d'être plus **coupable** de sa propre destruction future que le véritable coupable lui-même si, en tant que victime, elle est liée au véritable coupable. En tant que victime, tu **donnes à ton agresseur le pouvoir** sur toi et sur ce que l'acte est censé faire de toi. Parce que dans un tel contexte, la libération ou la guérison de la victime dépend très souvent de la manière dont on a traité le coupable. Ainsi, la victime **dépend émotionnellement de l'agresseur** et en est donc la prisonnière (également sur le plan spirituel). De nombreuses personnes finissent par se sentir libérées lorsqu'un délinquant a été identifié ou arrêté, qu'il a avoué et a été condamné ou qu'il révèle des détails sur son crime. En d'autres termes, si tu es une victime ou si tu restes dans le rôle de la victime, tu deviens **l'esclave ou le prisonnier du véritable auteur** qui t'enchaîne. Ainsi, tu finiras par être l'auteur de ta douleur et de ta souffrance contre toi-même plutôt que contre l'acte initial et son auteur.

À partir du moment où tu acceptes que quelque chose n'est pas arrivé par hasard, qu'il devait arriver et qu'**il a donc un but et peut contribuer à quelque chose de positif** (même si tu ne sais pas encore comment), tu vois les possibilités de pouvoir tout utiliser en ta faveur ou pour ton bien. Tout d'un coup, avec cette logique de pensée de la DantseLogik, tu deviens **le maître et l'auteur (créateur) du chemin** que tu vas prendre, redevable aux actions des autres. C'est toi qui décides maintenant de la marche à suivre, de la direction que prendra l'acte vécu, de l'action à entreprendre, du pouvoir que cet acte aura sur toi ou non.

> **TU ABANDONNES A LA NATURE LE POUVOIR SUR LE VERITABLE AUTEUR ET SON ACTE, ET TU PRENDS LE POUVOIR SUR LES CONSEQUENCES DE L'ACTE SUR TOI. IL N'Y A PAS DE MEILLEUR GESTE D'AMOUR ET DE PROTECTION DE SOI.**

La particularité de mes livres et de ma logique du savoir

Si tu refuses d'être l'auteur (et non le coupable), tu es ingrat envers toi-même. Tu fais du bien au coupable en le plaçant au centre de l'attention, en le jugeant constamment, en étant constamment en colère contre lui. Tu fais du bien à toi-même **en réduisant son pouvoir sur toi à zéro**, en l'ignorant, en n'ayant pas besoin de ses excuses (car tu lui as déjà pardonné). En tant qu'auteur de l'acte, tu es reconnaissant envers toi-même, car **tu es le seul à décider** de la manière dont tu vas traiter l'acte et comment tu peux le mener à bonne fin pour toi-même.

Bien que nous ayons tous **le droit** (et il est sain de le faire) **d'être aussi parfois déprimés**, de pleurer, d'être tristes, de nous plaindre, d'être mous et paresseux, de dénoncer les injustices ou les mauvais traitements à notre égard et de les combattre si nécessaire, il est beaucoup plus important de savoir quand cela affecte négativement notre vision de la vie. Tu dois toujours te dire que tu n'es pas le seul à avoir des problèmes, mais que **tu ne peux changer les choses que si tu agis.**

Le fait d'être et de rester une victime te rend dépendant du véritable coupable et, en fin de compte, c'est toi qui es l'auteur de la douleur causée par ce qui s'est passé. Le fait de devenir soi-même un « agent » (auteur) te rend indépendant et puissant. Cela te donne le pouvoir de décider par toi-même de l'effet positif d'un acte sur toi.

**D'un tort qu'on t'a fait
naît une opportunité pour toi.**

Ne sois jamais une victime. Être une victime signifie que l'autre personne, la chose ou la situation a du pouvoir sur toi et détermine ensuite ta réaction et tes sentiments. **Lorsque tu es la victime d'une personne et que tu le restes** (même si elle t'a réellement et de toute évidence fait du mal), **tu lui donnes le pouvoir** en même temps sur toi. C'est-à-dire que tu n'as plus le pouvoir ni la force ou la motivation de changer quoi que ce soit ou de provoquer un changement. Tu remets le commandement et le volant du changement à cette personne ou à cette chose. Tu es **dépendant de cette personne** et tu ne peux que la supplier de te changer. Cela conduit à un sentiment d'impuissance et de vulnérabilité qui te rend totalement malheureux.

 Sois toujours l'agent en toutes choses. Sois l'auteur de la vie que tu désires, peu importe ce qui s'est passé, peu importe la direction que ta vie devrait et doit prendre, peu importe comment sera ta réaction à une action, de sorte que cette action n'ait que peu ou pas d'impact négatif sur toi et te rende malheureux. Abandonne la mentalité de victime. Prends la responsabilité d'avoir du pouvoir sur les choses. Ceux qui ont le pouvoir peuvent changer et modifier beaucoup de choses.

Scientifique, oui ou non ?
En fin de compte, tout est science

Ces découvertes changent à elles seules la science profondément :

> « C'est faire preuve d'arrogance, d'un manque d'humilité, d'un manque de respect (de soi) pour la connaissance, et finalement des signes de peu d'intelligence que de dire ou de croire que ce qui ne peut être expliqué n'existe pas. La méthodologie scientifique d'aujourd'hui est la méthode la plus banale et la plus ingénieuse pour essayer de comprendre la connaissance. Elle n'est tout simplement pas suffisante pour expliquer toute la connaissance. »
>
> Mon Feu Père

> « Plus l'homme s'éloigne de sa spiritualité et du monde spirituel et non visible, plus il devient simple et, à la fin, il devient stupide. Cette personne devient le jouet de ceux qui sont spirituels et savent que le monde réel n'est que le monde de la mise en œuvre. Mais le laboratoire est ailleurs. »
>
> Mon professeur de sciences au Cameroun

« Les qualités subtiles du cerveau ne sont pas nécessairement rationnelles, et notre raison n'est pas assez forte pour compléter notre connaissance directe des faits. L'intuition a un champ plus vaste que celui de la raison, et la foi religieuse, purement intuitive, forme un levier humain plus efficace que la science et la philosophie. C'est la conviction qui vous fait agir, et non la connaissance. »

Pierre Lecomte de Noüy, mathématicien, biophysicien, écrivain et philosophe français (1883-1947).

« Tout ce que vous pensez est déjà là. Il existe déjà. Si cela n'était pas là et que cela n'existait pas, vous ne l'attireriez pas. Vous n'y penseriez pas. Il ne reste plus qu'à le matérialiser, pas à le réinventer. »
Dantse après avoir parlé à un génie camerounais qui vit dans la forêt et n'a jamais eu de contact avec le monde extérieur.

« Vous ne pouvez pas vous appeler inventeur. Quiconque se dit inventeur usurpe le titre. Elle ne lui appartient pas. Vous n'inventez rien de nouveau, car tout existe déjà. »
Le génie de la forêt camerounaise

Préface

Mes livres ne sont pas « scientifiques », mais naturels et pleins de connaissances. Je me considère comme un journaliste indépendant qui va au fond des choses de manière neutre et qui transmet aux hommes ce qu'il sait et ce qu'il a trouvé.

De nombreux lecteurs me contactent pour me demander pourquoi ceci ou cela ne peut être trouvé ailleurs, pourquoi certaines thèses ne sont pas scientifiquement prouvées ou soutenues. Mes livres ne sont pas scientifiques au sens où nous l'entendons. Si tu ne cherches que de tels livres et que tu ne t'intéresses qu'à ce qui est scientifiquement prouvé, si tu crois que seules les choses scientifiquement prouvées sont la seule vérité, si tu ne crois pas que beaucoup de choses qui ne sont scientifiquement prouvées qu'aujourd'hui étaient déjà connues et utilisées hier, alors tu dois arrêter de lire ce livre maintenant. Si tu fais partie de ceux qui ne croient qu'en ce qu'ils voient et entendent, et pensent que tout le reste n'existe pas, alors arrêtes de lire ce livre maintenant, **car je ne suis pas un chercheur scientifique au sens classique du terme.**

Mais si tu décides de poursuivre ta lecture, lis mes conseils et mets-les simplement en pratique, même si tu n'y crois pas, même si tu doutes qu'ils puissent t'aider. Le résultat t'apportera la foi et dissipera tes doutes. C'est ainsi que cela se passe avec des milliers de lecteurs qui achètent mes livres de santé mois après mois et appliquent mes conseils pour lutter contre des maladies comme le cancer, le diabète, etc. Leur satisfaction, ainsi que le classement des meilleures ventes sur Amazone de livres comme „Krebs hasst Safou, fürchtet Moringa und kapituliert vor Yams" (ISBN 978-3-946551-34-8)[3], sont la preuve irréfutable

---

[3] La traduction française sera bientôt disponible.

que la connaissance n'a pas besoin d'être purement scientifique pour aider les gens.

Le monde visible et invisible

Une fois, j'ai eu une discussion lors d'une conférence avec des professionnels (professeurs et médecins) et un groupe de leurs patients. Lors de cette conférence, je leur ai dit que le monde est régi par des choses que nous ne pouvons ni voir, ni toucher, ni entendre.

> CE QUE NOUS VOYONS, LE MONDE PHYSIQUE, N'A RIEN A VOIR AVEC LA VERITE ET LA REALITE DE CE MONDE. CE N'EST QU'UNE INFIME PARTIE DE LA REALITE

Le monde accessible aux cinq sens (vue, ouïe, odorat, goût et toucher) est le véritable monde "light", un petit univers.

Préface

> CE QUI A DU POUVOIR SUR NOUS N'EST PAS LE MONDE QUE NOUS POUVONS PERCEVOIR A TRAVERS LES CINQ SENS. CET AUTRE MONDE EST LE MONDE DU POUVOIR. IL DECIDE DU MONDE VISIBLE.

De nombreux experts ont été indignés et ont déclaré que je racontais des bêtises ésotériques. **Il n'y a qu'un seul monde, un seul monde réel, et c'est le monde dans lequel nous vivons.** Ce que nous pouvons voir, entendre, toucher, goûter et sentir est notre réalité. Tout le reste est irréel et n'existe pas, sauf dans les fantasmes des conspirateurs. Il y a eu de forts applaudissements. J'ai été étonné par une telle déclaration de la part de personnes qui portent le savoir. Je suis resté calme et ne leur ai posé qu'une seule question. J'ai pris l'exemple du son, de la lumière et des ondes électromagnétiques pour étayer scientifiquement mes arguments.

Nous pouvons entendre **des ondes sonores** avec les sens humains. Les ultrasons sont des sons dont les fréquences sont supérieures à la gamme des fréquences auditives de l'homme. Cela signifie que les humains ne peuvent pas entendre les ultrasons. Il en est de même pour les **ondes électromagnétiques**. Il y a des gammes, des longueurs d'onde, que les humains peuvent voir. **Le spectre lumineux**, tout comme le spectre des couleurs, est la partie du spectre électromagnétique que les humains peuvent percevoir. Les sens humains ne peuvent pas capter les micro-ondes et les ondes radio, le rayonnement infrarouge (rayonnement thermique), les UV, les rayons X et les rayons gamma.

Ma question aux experts était alors la suivante :

Ces sons ou ces ondes électromagnétiques, que nous ne pouvons ni voir ni sentir, ne sont-ils pas réels ? Ne sont-ils pas la vérité ? Parce que nous ne les voyons pas, ils n'existent pas ? Ils avaient dit que ce que je dis n'a pas de sens, à savoir qu'il y a une autre réalité en dehors de notre perception.

Le monde visible (ce que nos sens peuvent percevoir) et le monde invisible (les ondes ultrasoniques et électromagnétiques que nous ne percevons pas) - lequel a le plus fait progresser la science ? Lequel a révolutionné la médecine ? Avec quel monde puis-je mieux soigner les gens, faire voler des avions, téléphoner, regarder la télévision, accéder à Internet etc. De toute évidence, avec la réalité du monde invisible.

J'ai pris l'exemple du **spectre lumineux comme un autre exemple** : notre conscience ne perçoit qu'une fraction des choses qui nous sont possibles. Nous ne pouvons pas capter la plupart des choses réalisables avec nos sens. Cela se passe dans la Dantse-conscience, dans cet autre monde. Avec le spectre lumineux, par exemple, la science dit que nos sens conscients ne peuvent en percevoir que 8%.

 Mais ce n'est pas parce que nous ne pouvons pas percevoir 92 % du spectre lumineux qu'il n'existe pas. Il est là, mais on ne le voit simplement pas.

Préface

La science s'est longtemps moquée **de l'acupuncture en la** considérant une absurdité. Un scientifique réputé a dit il y a plusieurs années que ce serait du **charlatanisme** que de croire qu'il y aurait des points sur le corps par lesquels l'on pourrait obtenir un effet thérapeutique en les perçant avec des aiguilles. Les assurances maladie refusaient de payer de tels traitements. Aujourd'hui, c'est complètement différent. Il y a une **acceptation mondiale** de l'effet curatif de cette thérapie. Les connaissances sont diverses et uniquement parce que nous ne savons ou ne connaissons pas quelque chose cela ne signifie pas que cette chose n'existe pas ou qu'elle est fausse ou impossible.

Comme **dernier exemple** j'ai choisi un cas avec des animaux. Plusieurs espèces animales ont, à part les sens que nous, les humains, avons aussi, **d'autres sens comme le sens magnétique** (orientation vers le champ géomagnétique, désigne la capacité qu'ont les animaux de percevoir le champ magnétique de la terre et de s'en servir pour la localisation), le sens électrique (les signaux chimiques, électriques ou acoustiques), le sens du courant (la capacité des organismes de percevoir une circulation de gaz ou de liquide et de s'y orienter). Une quantité étonnante d'animaux capte les sons aux fréquences ultrasoniques. Les chauves-souris font usage de leurs cris ultrasoniques afin de s'orienter à travers les échos de ces cris. Est-ce que ces possibilités n'existent pas parce que les humains n'en sont pas capables ? **Pourquoi appelle-t-on les quelques personnes qui ont appris à le faire des magiciens ?** Ces animaux-là, sont-ils des magiciens ? Des sorciers ?

Ma dernière question à cette audience et aux experts, qui au début voulaient me classer comme ésotérique, était maintenant la suivante : **Quelles sont les affirmations qui sont maintenant scientifiquement prouvées, les vôtres ou les miennes ? Qui raconte des absurdités et abrutit les gens ? Moi ou vous, les experts ?** Dans la salle, tout est devenu calme et sans que j'obtienne de réponse, on est passé à un autre sujet.

.

Ce que j'avais prouvé avec le son et les ondes électromagnétiques est également valable dans tous les domaines de la vie.

> LE MONDE PHYSIQUE EST LA MATERIALISATION DE LA CONNAISSANCE DU MONDE QUE NOUS NE POUVONS PAS VOIR, ENTENDRE, GOUTER, TOUCHER OU SENTIR. LE MONDE SPIRITUEL EST PLUS PUISSANT QUE LE MONDE VISIBLE. CELUI QUI A ACCES A CE MONDE INVISIBLE A UN AVANTAGE SUR LES AUTRES EN MATIERE DE CONNAISSANCE.

Ce qui peut ne pas être considéré comme scientifique aujourd'hui l'est peut-être depuis longtemps, mais n'a pas encore été mis en œuvre de façon tangible par les êtres humains.

Préface

C'est le cas de **l'intestin**, qui, depuis des millénaires en Afrique, est considéré comme le centre de guérison et de réflexion le plus important, mais que la science occidentale a longtemps ridiculisé en le qualifiant de charlatanisme et de sorcellerie. Aujourd'hui, aucun scientifique ne peut prétendre que l'intestin ne pense pas et ne guérit pas.

Toutes les personnes éminentes sur cette terre, tous les **génies**, sont des personnes qui ont reconnu et exploité cette puissance du monde invisible. L'ignorance dans cette discussion m'avait étonné, car deux des experts étaient des membres connus de sectes (on appelle aujourd'hui ces sectes des loges). Et à partir d'un certain grade, il est question dans ces **loges** de pouvoir sur soi-même et sur l'autre en « domptant » la connaissance des mondes spirituels.

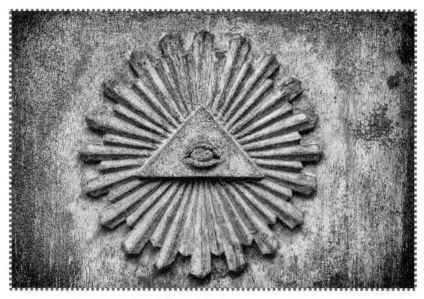

> **EN FIN DE COMPTE, UNE SEULE CHOSE COMPTE : C'EST QUE TU ATTEIGNES TON OBJECTIF DE BONNE SANTE, QUELLE QUE SOIT LA VOIE QUE TU AS CHOISIE. ET C'EST CE QUE JE FAIS AVEC MES LIVRES ET MON COACHING, ET DES MILLIERS DE PERSONNES SONT TOUJOURS SATISFAITES ET HEUREUSES.**

Tu peux lire les opinions de centaines de personnes à mon sujet sur mon site de coaching www.mycoacher.jimdo.com. Bien que je ne fasse pas de publicité et que je n'achète pas de « j'aime », je compte en moyenne plus de 3000 de j'aimes (Likes) sous mes publications sur Facebook.

J'aimerais montrer et démontrer, avec mes livres, de nouvelles visions et la variété des possibilités

Mes livres ont pour but d'élargir les horizons et de montrer qu'il existe de nombreuses vérités, de nombreuses réalités, de nombreux types de solutions, de voies et de sorties, qui conduisent l'homme à maîtriser sa vie. Parce que chaque être humain est unique et que tout le monde ne peut pas être mis dans le même panier.

Préface

Certaines personnes sont aidées d'une manière, d'autres d'une autre. Certains médicaments aident une personne et le même médicament pour la même maladie ne fonctionne pas pour une autre personne : Pour lui, en revanche, une méthode alternative est efficace. **Les possibilités sont innombrables** et il serait très dommage pour l'homme et le monde que seules des solutions à sens unique soient proposées.

La **science moderne**, telle qu'elle nous est enseignée, ne peut expliquer qu'une petite partie des connaissances et n'apporte qu'une petite partie de la solution aux problèmes humains. La **médecine moderne** est **incompétente** pour la plupart des problèmes humains. La voie scientifique académique n'est qu'une des multiples façons d'expliquer le savoir. La science telle que nous la connaissons, qui veut revendiquer **l'exclusivité du savoir**, est trop jeune pour revendiquer ce statut. L'homme vit depuis des dizaines de milliers d'années et il a bien vécu et a très bien résolu les problèmes de son époque et de toute nature sans avoir besoin de ce type de science. Au contraire, les hommes ont réussi, il y a des milliers d'années, à faire des choses que la science actuelle n'est pas en mesure d'expliquer. Cela signifie qu'il existe d'autres manières de démontrer et d'interpréter la science, qui permettent d'aller beaucoup plus loin que celles dont nous disposons aujourd'hui

Ces hypothèses à elles seules bouleversent la science de manière très positive

Dans **l'enseignement de la science naturelle africaine, par exemple, il y a tant de connaissances** qui aident beaucoup sans avoir à faire grand-chose. Beaucoup de personnes dans mes cours de coaching me voient comme un gourou quand je les aide avec des petits conseils simples, à guérir parfois des souffrances et des douleurs qu'ils portent depuis des dizaines d'années et après avoir fait toutes les thérapies du monde. Je dis toujours que je ne le suis pas. Mon maître en était un, un très grand. Moi, je ne le suis pas.

> **JE NE FAIS RIEN DE MIRACULEUX, J'UTILISE JUSTE LA LOGIQUE DES CHOSES ET JE TROUVE DES SOLUTIONS POUR QUE LES GENS SOIENT AIDES**

Tu seras étonné en lisant mes livres dans lesquels je cite très souvent des études, des résultats et des connaissances scientifiques. Oui, c'est ma force car je ne suis pas dogmatique. **J'aime beaucoup la science car elle est logique**. De nombreux progrès scientifiques sont très bons et ont changé l'humanité et rendu notre vie beaucoup plus facile et meilleure. J'emmène également mes enfants chez le médecin lorsque cela est nécessaire. Mais il est également bon de se rendre compte que certaines choses en science et en médecine conventionnelle ne fonctionnent pas en faveur des humains. Il faut dire la même chose de toutes les autres thérapies alternatives. Il y en a des bons et des moins bons. **La médecine conventionnelle est très importante et a également apporté beaucoup à l'humanité.** La médecine conventionnelle fonctionne bien, en particulier pour les maladies que la science elle-même a

Préface

provoquées pour des raisons économiques. C'est pourquoi mes livres s'en inspirent beaucoup. Je crois simplement, et cela vaut pour tous les systèmes, que la médecine orthodoxe devrait s'ouvrir davantage sur le plan scientifique et regarder l'être humain plus profondément **dans toute sa globalité**.

Rien n'est parfait. J'étudie et analyse intensivement le bien ici et là, dans toutes les directions, et je le combine avec mes propres connaissances, mes recherches et mes savoirs africains. C'est l'origine de ma méthode **DantseLogik.**

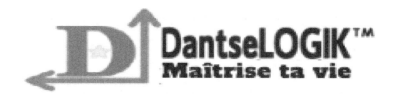

Pourquoi mes livres aident-ils tant ?

Préface

Le commerce des études scientifiques

> **Tout doit-il être prouvé scientifiquement pour nous aider ?**

Malheureusement, la grande majorité des habitants des pays occidentaux ne croient encore qu'aux informations qui proviennent du monde scientifique. Je reçois toujours de nombreuses lettres de mes lecteurs qui se plaignent que certaines de mes affirmations ne reposent pas sur des sources scientifiques. Bien qu'ils aient été aidés par ces conseils, pour soulager leur conscience, ils veulent savoir si la science a déjà écrit sur l'un ou l'autre de ces sujets. Je souris toujours à cela parce que cela montre à quel point nous sommes conditionnés à **ne penser qu'à sens unique.** C'est ce qu'on appelle « la pensée unique ». Cela signifie, ne penser que d'une seule manière. Un peu comme : « Ce qui n'est pas noir doit être blanc ». Le fait qu'il y ait beaucoup d'autres couleurs entre le noir et le blanc est encore difficile à comprendre pour beaucoup de personnes.

La science est très importante et l'idée de « preuve scientifique » est, selon moi, non seulement très bonne mais aussi éthique et méthodique, car elle nous aide à séparer et à distinguer le bon, le mauvais, le moins mauvais, le sérieux, le pas sérieux, etc. et c'est ainsi que la connaissance progresse et améliore notre vie.

Nous faisons confiance à la science, aux études scientifiques, à la recherche médicale parce que nous les associons à l'espoir d'une meilleure santé, de la guérison, de la prospérité, d'une longue vie. Les médias se jettent dessus et citent les résultats de nouvelles études, tels des trophées qui veulent donner la foi à beaucoup de personnes. C'est précisément là que se trouvent **les possibilités d'abus et le commerce avec** les études scientifiques :

Le commerce avec notre foi et notre espoir.

Nous connaissons presque tous la phrase « la confiance n'exclut pas le contrôle ». Cet adage a toute sa place, surtout en ce qui concerne les études scientifiques, afin que nous puissions distinguer les études valables et honnêtes des études sans valeur et tendancieuses, qui veulent seulement nous manipuler pour que nous fassions une chose bien déterminée. Pourquoi ?

„Schlank durch Schokolade" ou « Maigrir grâce au chocolat », ce documentaire sur ZDF, la deuxième télévision allemande, a suscité un grand intérêt médiatique. Il s'agissait de démasquer le mensonge scientifique « Qui mange du chocolat, perd du poids plus vite », le « régime chocolat » de « Institute for Die and Health ». À l'aide d'une étude pseudo-scientifique (une fausse étude) et de quelques astuces publicitaires, les auteurs **avaient réussi à faire passer pour respectable un régime alimentaire totalement absurde**. Le documentaire a montré, et je cite, « combien les médias peuvent facilement être manipulés par des études douteuses ». L'étude s'est propagée dans le monde entier, tous les médias ont rapporté ce que la science avait encore fait et que le chocolat aide à perdre du poids. Pourtant, l'institut qui était censé avoir fait ces études n'existe même pas. Les gens ont été si facilement manipulés avec le terme « scientifique » et beaucoup pensaient vraiment en ce temps-là qu'on peut brûler les graisses avec du chocolat qui plus est rempli de sucre.

Nous connaissons également le même problème avec **l'amiante.** Un matériau de construction hautement cancérigène qui a été largement utilisé en Allemagne jusqu'au milieu des années 1990, avant d'être interdit. Avant cela, **des études scientifiques de haut niveau**, réalisées par des chercheurs, des laboratoires et des scientifiques de renom, **ont attesté de l'innocuité de ce minéral.** Toutes les autres études qui ont mis en garde contre l'amiante ont été qualifiées de conspirationnistes. La réalité qui a suivi a été désastreuse. Des milliers de personnes, et surtout des ouvriers du bâtiment, ont eu le cancer à cause de l'amiante, parce qu'ils ont cru à ces études scientifiques. Et il en est ainsi pour de nombreuses études.

> **LA SCIENCE PEUT SE TROMPER, ETRE CORROMPUE ET MANIPULEE, ET ELLE PEUT AUSSI COMMETTRE DES ERREURS.**

La médecine est particulièrement infectée par ce phénomène et notre santé peut donc être manipulée. De nombreux médecins et chercheurs qui nous fournissent des connaissances reçoivent de l'argent de l'industrie pour leur coopération. Les médias ont déjà fait état de fausses études. Des médecins qui collectent de l'argent pour une étude sans avoir réellement réalisé une véritable étude, mais qui appellent leur résultat une « étude scientifique ». Nous connaissons des cas où ces médecins se sont retrouvés devant les tribunaux et ont dû rétracter leurs études.

Certaines sources pensent que **jusqu'à 90 % des études sont manipulées d'une manière ou d'une autre**. Je ne citerai que quelques cas : Astra Zeneca et Bayer Vital, Lucentis. Lipobay et ainsi de suite.

Les normes scientifiques ne sont pas toujours respectées

Dans plus de la moitié des recherches médicales, les normes scientifiques ne sont pas respectées, affirme le coordinateur clinique du Centre allemand pour les maladies neurodégénératives

Préface

(DZNE ou Deutsches Zentrum für Neuro-degenerative Erkrankungen), le Dr Ulrich Dirnagel, qui a examiné la validité de nombreuses études médicales. Il a constaté que la **documentation** de nombreux articles scientifiques est **incomplète et même manipulée.** Dirnagel a publié ses conclusions dans la revue PLoS Biology en 2015.

La fabrication d'études et de résultats médico-scientifiques permet de réaliser des **ventes élevées** du médicament en question ou d'autres produits.

Il s'agit également **d'éviter les demandes de dommages et intérêts.** De nombreuses entreprises produisent des médicaments qui nuisent aux gens au fil du temps. Ils essaient alors par tous les moyens de trouver la cause du mal non pas dans les médicaments en question, mais ailleurs. Pour ce faire, ils font appel à des laboratoires, des chercheurs, des experts médicaux, qui sont censés prouver par de nombreuses études que le médicament est bon. Mais ce n'est pas toujours une question d'argent. Parfois, c'est une question de renommé, **de réputation, de gloire**, de la lutte entre les scientifiques et du sabotage des uns et des autres.

> **PAR LA PRESENTE, JE VEUX SEULEMENT AVERTIR LES LECTEURS DE NE PAS CROIRE AVEUGLEMENT TOUT CE QUI SE CACHE DERRIERE LE LABEL « SCIENTIFIQUE » ET DE NE PAS SE MEFIER SANS LA MOINDRE ANALYSE CRITIQUE DE TOUT CE QUI NE PORTE PAS CE NOM.**

Le contrôle est bon, quel que soit le côté d'où proviennent les informations. Le mieux, c'est l'auto-expérimentation : **tester et essayer par soi-même** ce que le guide recommande, tant que cela ne nuise pas. C'est cela le bon contrôle.

La « pensée unique » nous empêche d'avancer et d'apprendre d'autres vérités, car **la vraie santé réside dans tes propres mains**. Tu peux faire beaucoup plus pour toi-même que ce que l'on nous dit. Tu peux vivre en bonne santé sans aucun médicament, sans maladies chroniques, si tu fais confiance à la nature, si tu trouves une attitude positive envers toi-même, si tu fais de l'exercice, si tu changes ton régime alimentaire. Une grande partie de notre santé réside dans la nutrition et ta nutrition est entre tes mains, dans ton pouvoir et tes connaissances et non dans des « études scientifiques ». Je te montre avec succès ce savoir dans mes nombreux livres sans être médecin.

Préface

> **NE SOMMES-NOUS PAS EN FAIT TOUS UN PEU DES MEDECINS ?**
>
> **AVEC LA « DANTSELOGIK – MAITRISE TA PROPRE SANTE » ET TU DEVIENDRAS TON PROPRE MEDECIN**

Beaucoup de gens me demandent, lorsqu'ils lisent une de mes théories, quand ils la testent et réalisent qu'elle fonctionne, si mes connaissances sont scientifiquement étayées, s'il existe des études scientifiques à ce sujet. Bien sûr, je fais mes propres études, recherches et expériences avec des sujets et avec moi-même. Pourtant, je ne réponds jamais aux normes des études scientifiques conventionnelles, Dieu merci. **Parce que mes connaissances et mes livres ne sont pas scientifiques au sens de la convention dogmatique.** Si je ne suivais que des méthodes scientifiques conventionnelles, je ne pourrais pas appliquer une grande partie des connaissances que j'ai acquises depuis mes années d'études en Afrique, et ne pourrais donc pas aider d'innombrables personnes. Des milliers de personnes lisent mes livres et nulle part il n'y a eu de mauvais reportage sur moi. Je reçois de nombreuses lettres de personnes qui sont reconnaissantes de la manière positive dont mes connaissances ont changé leur vie.

La science conventionnelle n'a pas accès à des domaines inexplicables de la vie (le domaine qui, cependant, a la plus grande influence sur l'homme) et donc à une composante importante de l'homme. La deuxième erreur de la science est la spécialisation et **donc la subdivision de l'humain en de nombreuses parties qui n'ont pas de lien entre elles.** Mais c'est impossible dans la nature des choses. L'homme est Un, en plusieurs parties, qui sont toutes liées entre elles. Tu peux avoir mal à l'œil (ophtalmologue), mais le problème se situe au niveau des organes génitaux (urologue). Ce sont déjà deux experts différents qui travaillent séparément. Un remède peut rarement être durable sans créer une nouvelle maladie. Des exemples, comme celui-ci, montrent que **bien que la science soit bonne et utile, elle ne peut pas être la seule méthode**. Par conséquent, une chose n'a pas forcément besoin d'être scientifique pour être bonne, et une chose n'est pas mauvaise simplement parce qu'elle n'est pas prouvée scientifiquement

Parce que les preuves et les études scientifiques ne sont certainement pas des choses auxquelles il faut se fier aveuglément.

Si tu as regardé la télévision allemande ARD le 23/07/18 à 22h, tu as suivi l'émission sur la manipulation des études scientifiques. Les journalistes ont montré combien il est facile de laisser n'importe quelle absurdité compter comme une étude scientifique pour gagner de l'argent. Et ce même dans des domaines sensibles comme le cancer. Comme tu as pu le voir dans cette émission, pratiquement **tout le monde peut écrire** n'importe quoi et ensuite, avec un peu d'habileté, le faire déclarer scientifique.

En conclusion, ce qui est important pour toi, c'est que quelque chose t'aide, sans effets secondaires, sans te nuire, que cela soit scientifique ou non. Cela signifie que ta tête est beaucoup plus importante que n'importe quel mot, texte ou n'importe quelle étude.

> **COMPARE, PENSE PAR TOI-MEME ET NE LAISSE PAS LES AUTRES LE FAIRE A TA PLACE.**

La particularité de mes livres et de ma logique du savoir

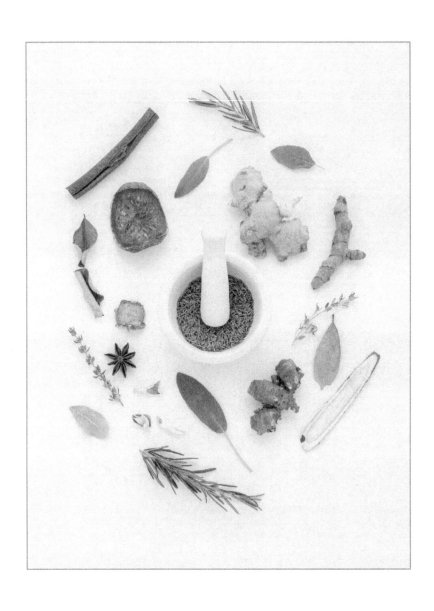

Introduction

Tous les aliments naturels sont également des remèdes, ou ont du moins un pouvoir de guérison pour notre corps et notre esprit. De nombreuses plantes potagères ou racines sont aussi des plantes curatives. Cela signifie que l'industrialisation des produits alimentaires provoque la disparition progressive de remèdes naturels sains importants. En Afrique, par exemple, les aliments ne servaient et ne servent pas qu'à nourrir les Hommes et à les rassasier, mais également à les soigner. Pour ce qui est des cultures occidentales, il existe aussi nombre d'aliments qui tiennent lieu de médicaments. Ceux-ci sombrent pourtant dans l'oubli à cause de l'immense pouvoir de l'industrie pharmaceutique. Ils n'ont cependant pas disparu et sont toujours là, aidant ceux qui les connaissent.

Si ce livre est d'inspiration africaine, j'essaie de concentrer en un seul ouvrage et avec une langue simple (et non médicale) les aliments utiles contre certaines douleurs ou maladies, au-delà de leur origine géographique.

Parmi ces connaissances, beaucoup proviennent de mon apprentissage en Afrique, de mes découvertes personnelles, de mes tests, de mes expériences et expérimentations, ainsi que de recherches appuyées sur de nombreux ouvrages techniques, publications et études. Et si un bon nombre de ces conseils n'est pas prouvé scientifiquement, ils demeurent très efficaces. Aujourd'hui, en 2019, nous savons qu'il existe beaucoup de choses que la science ignore ou ne décèle pas, tout en s'appuyant parfois sur des découvertes non scientifiques pour y puiser l'inspiration de ses recherches. L'Organisation

Mondiale de la Santé (OMS) estime qu'au moins 25% des médicaments modernes sont issus de traitements naturels. Certains conseils sont néanmoins prouvés par la science et la médecine modernes, mais ce livre n'a pas vocation à être un ouvrage scientifique.

Nombre de ces astuces sont des informations déjà connues, que je transmets notamment en référence à certaines sources.

Selon moi, la médecine moderne (officielle) reste souvent quelques pas derrière les possibilités de la nature. Elle arrive toujours un peu plus tard et confirme souvent ce que la nature savait depuis déjà longtemps. Je me souviens encore de l'histoire du gingembre, il y quelques années de cela (lorsqu'elle n'était pas encore très connue en Europe) : combien de médecins déconseillaient cette racine aux femmes enceintes. Ils prétendaient qu'elle pouvait provoquer des fausses couches. Je me rappelle m'être disputé avec tant de femmes et d'hommes à ce sujet. Je savais bien qu'en Afrique, on admettait le contraire. Là-bas, les femmes enceintes se nourrissent justement de gingembre et de mets épicés, précisément parce que ces aliments sont bons et les aident à se sentir moins mal. Le gingembre améliore la formule sanguine, la peau, l'état mental, etc. et contribue aussi à une meilleure absorption des aliments à la fois par la femme et par le bébé. En outre, cette racine est antibactérienne et facilite l'accouchement. La médecine officielle expliquait alors sa position par le fait que le gingembre, parce qu'il est épicé, serait dangereux. On conseillait plutôt aux femmes de consommer des aliments sucrés et des liants acides, qui pouvaient leur nuire davantage, ainsi qu'à leur bébé. Le corps traite le caractère épicé du gingembre différemment, et celui-ci n'est que rarement à l'origine de réactions de rejet. Et aujourd'hui, on lit partout des études scientifiques qui confirment les thèses d'Afrique. Cela implique que l'on ne peut pas systématiquement attendre que des astuces particulières soient prouvées scientifiquement pour croire en leur efficacité. Nombre de ces conseils ne sont reconnus que bien des années plus tard. Ce livre se fonde sur mon apprentissage en Afrique, sur mes expériences, mes tests et mes propres recherches. Il n'y a d'ailleurs pas de garantie que tout fonctionne pour tout le monde comme je le présente. La nature a ses propres lois, et l'effet peut varier d'une personne à l'autre puisque chacun vit différemment et a des habitudes alimentaires particulières. Mais la direction est, la plupart du temps, globalement la bonne. Il s'agit davantage d'un livre d'expériences sur les secrets de notre nature. Essaie simplement, et tu seras surpris de constater que certains maux, que tu supportes depuis des années, disparaissent purement et simplement. Sans comprimé, sans médicament, sans chimie.

Comme tu t'en apercevras vite, ce guide n'est pas comme les autres, étant donné que je ne propose qu'un cadre d'action au travers duquel il t'est possible de décider ce que tu souhaites appliquer et comment cela se poursuit.

Lis le livre complet avant de commencer à appliquer les trucs et astuces. C'est très important. Mais avant de lire tout le livre, fais le petit exercice que je propose au deuxième point du premier chapitre.

Tu peux vraiment mener ta vie plus sainement et rassasier

La nature nous offre tout ce dont nous avons besoin et qui nous est nécessaire pour vivre heureux. Je conseille depuis longtemps des personnes présentant divers problèmes en m'efforçant de garder la nature en ligne de mire.

Nous pouvons accomplir beaucoup avec l'aide de la nature, et ce dans de nombreux domaines.

Ceux qui ne croient quelque chose que dès lors que cela est prouvé scientifiquement ne devraient pas poursuivre leur lecture de ce livre.

Parfois, il arrive que les savoirs naturels et que la science se contredisent. Nombre de vérités de la nature sont rejetées scientifiquement, jusqu'à ce que l'économie brevète ces connaissances et puisse en tirer de l'argent en les vendant comme de simples produits. Tout à coup apparaissent des études scientifiques qui viennent prouver que les allégations haïes un instant plus tôt sont en fait avérées. Je n'ai pas oublié ce produit naturel venu d'Afrique contre l'impuissance, qui avait toujours été catalogué scientifiquement comme « stupide ». Le jour où une entreprise pharmaceutique a réussi à breveter le principe actif de ce produit dans un cachet, on a soudainement commencé à vanter les mérites de ces noix.

Je ne dis pas que la science fait entièrement fausse route. Non, la science est essentielle pour nous et elle nous aide énormément. Je tiens seulement à rappeler qu'il ne faut pas perdre de vue que la science n'est ni la seule vérité, ni la seule solution.

On devrait considérer la science et la nature ensemble, faire des deux un tout. Il est bien mieux d'être en mesure de comprendre la nature, qui t'apporte son aide sans rien demander en échange, sans chercher le profit, contrairement à l'industrie.

Les conseils que je prodigue ici sont simples à suivre. Le résultat final montrera qui a raison. Nombre des astuces que tu liras ici te sembleront tout à fait nouvelles. Met les simplement en pratique et le résultat sera ton seul critère pour en juger.

Les résultats sont si spectaculaires dans certains domaines que tu seras surpris.

Toutes ces expériences, que j'ai déjà transmises à beaucoup de personnes à travers mon coaching, sont à présent réunies dans ce livre, dans l'espoir qu'elles proftent à encore plus de monde.

Je tiens également à remercier mes nombreux soutiens, ayant laissé leurs données à ma disposition. Ils m'ont été d'une aide très précieuse pour offrir aux lecteurs des informations fondées.

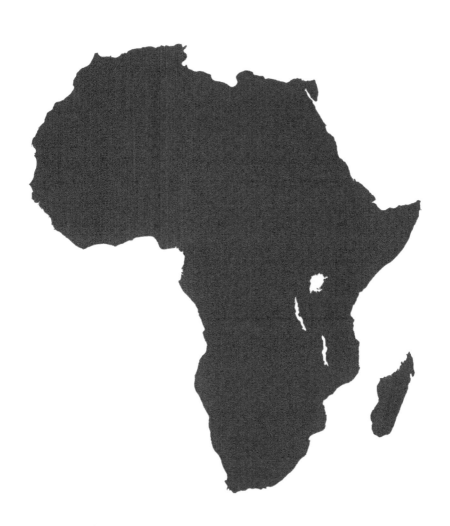

1 Trucs et astuces d'inspiration africaine pour un corps sain et un esprit sain

1.1 Une nouvelle philosophie alimentaire pour un nouveau bien-être corporelle, manger et être en bonne santé, manger et se soigner

La graisse nous met en forme – le « light » nous fait grossir, voilà comment le journal *Bild* a dernièrement titré une de ses éditions. Il aurait dû prolonger cela de la sorte : la graisse végétale nous met en forme, mais pas la graisse animale telle que le beurre.

Par le biais du surpoids, je voudrais te montrer les conséquences positives qu'un changement alimentaire peut avoir sur nous, là où le surpoids est souvent la cause de nombreuses souffrances.

Peut-être sais-tu déjà que les régimes font grossir ? Au cours de chaque régime que tu fais, tu conditionnes ton corps à absorber encore plus de calories à la prochaine occasion, et en fait, en le traitant avec parcimonie, tu reprends du poids. Les régimes paralysent le métabolisme.

Savais-tu que tu peux mincir avec joie, sans t'affamer ni renoncer à la nourriture ? Que tu peux mincir et te stabiliser au poids atteint avec des aliments de ta région ?! Que grâce aux aliments naturels, il t'est non seulement possible de mincir, mais aussi de te soigner, de prévenir nombre de maladie, sinon de les éliminer, et d'avoir une santé au top ?

Imagine-toi ton ventre, de plus en plus plat, de plus en plus ferme, tes fesses à nouveau belles, la graisse disparaissant sur tes hanches, imagine comme tu te sens plus fort(e), comme tes migraines se raréfient voire disparaissent, de même que les rhumes et que les règles douloureuses, et comme les maux tenaces aussi bien physiques que psychiques se volatilisent. Imagine-toi que toutes ces choses se produisent, sans que tu n'aies faim et seulement grâce à des aliments naturels !

Oui, c'est possible ! Il te suffit de transformer tes habitudes alimentaires et de faire les bons choix quant aux aliments : plus de vitalité, et plus de plaisir à vivre.

Comme beaucoup d'autres dont je me suis occupé par le passé, grâce à ces informations, tu ne vas pas seulement perdre du poids en quelques semaines, tu t'assureras aussi une meilleure santé.

Tu t'étonneras de certaines astuces, par exemple lorsque que je t'explique qu'en Afrique, diverses huiles végétales sont autant de composants essentiels d'une perte de poids saine et d'une bonne santé.

Je suis toujours très surpris quand je vois comment les gens cuisinent, par exemple en Allemagne. Même dans les émissions culinaires, on observe de nombreuses erreurs. On voit et on entend le chef dire : « juste une petite goutte d'huile, faîtes bien attention à ce que le repas ne soit pas trop gras. Il faut prendre soin de son corps... ». Et à peine quelques instants plus tard, il met un énorme morceau de beurre dans la casserole et ajoute encore des litres de crème fraîche avant d'expliquer à quel point ce qu'il vient de cuisiner est sain, puisqu'il n'y a que très peu d'huile dans le plat. Il ne faut surtout pas accepter que de telles émissions embrouillent des millions de personnes et les poussent vers un mode de vie nocif. Ce que ces émissions et que l'industrie agroalimentaire veulent nous faire gober est absurde ! En trop grande quantité, les produits laitiers ne sont pas sains pour les êtres humains, d'une part parce qu'ils sont remplis de produits chimiques et de mauvaises graisses, et d'autre part parce que le lait animal n'est pas fait pour être consommé par des adultes. L'Homme est le seul être vivant qui continue de boire du lait à l'âge adulte. Cela provoque de nombreuses maladies, qui peuvent disparaître simplement en renonçant aux produits laitiers ou en en réduisant sa consommation.

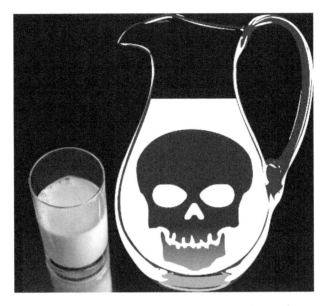

Tu peux bien suivre tous les régimes du monde et changer de comportement alimentaire autant que tu veux, mais si tu continues de consommer des produits laitiers, tu ne rencontreras aucun succès et tu ne seras jamais vraiment en bonne santé.

Une santé alternative et globale à travers les produits naturels ne peut fonctionner qu'en renonçant ou en réduisant sa consommation de lait, de produits laitiers et de leurs dérivés trop acides pour le corps. Au lieu de cela, il faut plutôt augmenter sa consommation d'aliments basiques.

Avec mes trucs et astuces, je t'aiderai à trouver ton équilibre.

Les habitudes alimentaires normales d'un pays tel que le Cameroun sont à proprement parler déjà une solution pour perdre du poids et des médicaments pour le corps. La nourriture est diversifiée, riche en vitamines et en minéraux, basique, avec beaucoup de légumes, de fruits, de racines et d'herbes frais, épicée, avec beaucoup de poisson et de bons morceaux de bœuf (les bœufs ne mangent là-bas que des graminées), et comprend énormément d'huiles végétales bonnes pour la santé (huile de palme, huile d'arachide, huile de coco). Les aliments jouent ainsi également le rôle de remèdes naturels pour le corps et l'esprit, et nous permettent d'être globalement en bonne santé. Nombre de maladies des pays occidentaux sont inconnues dans les contrées africaines lointaines. On veille très tôt à avoir une alimentation saine pour prévenir les maladies.

1.2 Commence par cela pour pouvoir mesurer ton succès

Tenir un journal : pour pouvoir mesurer le résultat et savoir ce que tu dois améliorer.

1. Achète-toi un petit cahier et donne-lui un nom. Ecris la date à laquelle tu veux commencer. Divise-le en suffisamment de parties pour douze mois ; par exemple : 0 mois / après 3 mois / après 6 mois / après 9 mois / après 12 mois. C'est important pour t'évaluer. Observe le tableau d'exemple sur les pages suivantes.

2. Prend note de tes mesures (ventre, jambes, fesses, tour de poitrine, poids, etc.).

3. Indique le sport que tu pratiques ou ton activité physique.

4. Inscris ton activité sexuelle, notamment ta libido y compris pour la masturbation, précise ta puissance sexuelle, ou bien note si tu es plutôt sec (sèche) ou humide.

5. Marque tes conditions physique et psychologique avant la mise en application de mes astuces avec un système de notation de 1 à 10, 10 étant la meilleure note et 1 la pire (par exemple : endurance 8, force 5, capacité de concentration 2, etc.).

6. Ecris tous tes maux (migraine, maux de tête, rhume, mal au dos, règles douloureuses, etc.) en les précisant avec un même système de notation de 1 à 10, 10 étant la meilleure note et 1 la pire.

7. Prend note de l'aspect actuel de ta peau.

8. Indique tous les médicaments et comprimés que tu prends.

9. Fais une liste des aliments et des boissons de ton alimentation quotidienne (compare les plus tard avec les informations de ce livre).

10. Evoque ensuite tes habitudes alimentaires hebdomadaires. Qu'est-ce que tu manges et comment ? Que cuisines-tu ? Préfères-tu manger froid ou chaud ? Quand avales-tu quelque chose ? Que manges-tu au petit déjeuner, au déjeuner et au dîner ? Grignotes-tu entre les repas ?

11. Précise ce que tu manges et bois le plus et le plus fréquemment.

12. Note tout ce que tu aimerais changer.

13. Marque tes objectifs.

A présent tu peux poursuivre ta lecture.

IMPORTANT :

LIS D'ABORD LE LIVRE COMPLET, ET MET SEULEMENT ENSUITE LES CONSEILS ET PROPOSITIONS EN PRATIQUE

	0 mois	3 m.	6 m.	12 m.

Mesures corporelles				
Poids	70 kg			
Tour de taille	95 cm			
...				
Mes activités sportives	Nager 1x/mois			
Mes activités sexuelles	Impuissance			
Ma condition physique				
Endurance (1-10)	5			
Force (1-10)	6			
...				
Ma condition psychologique				
Capacité de concentration (1-10)	4			
Humeur (1-10)	3			
...				
Mes maux				
Migraines (1-10)	7			
Rhumes (1-10)	8			
...				
Ma peau (1-10)	3			
Mes médicaments	2 antidouleurs/jour			

1.3 Les causes de maladies les plus fréquentes consistent en une mauvaise alimentation

De nombreuses études ont prouvé que les habitants des pays industrialisés se nourissent mal. Ces études montrent qu'en Allemagne, plus de la moitié des adultes sont en surpoids. Deux tiers des hommes et 51% des femmes ont des kilos en trop.

L'alimentation des Allemands n'est pas bonne, les graisses animales ont évincé la bonne matière grasse végétale du marché. Les gens mangent trop sucré, trop acide, trop de produits transformés, trop d'additifs artificiels et trop de produits laitiers. Les plats préparés et les aliments transformés sont bourrés de produits chimiques qui empêchent de la combustion des graisses. Plus l'apport en matière grasse et en sucre est élevé, plus la quantité de calories est grande.

S'ajoute à cela le fait que les habitudes en matière de boissons sont extrêmement mauvaises : breuvages artificiels, pleins de produits chimiques et de conservateurs (ex : sodas), beaucoup d'alcool, parfois dans des mélanges fatals avec des édulcorants artificiels (ex : prémix). Parallèlement, les Allemands pratiquent très peu d'activité physique. Les gens cuisinent à peine, sinon de trop grosses quantités de piètre qualité ! En conséquence s'observe le surpoids.

Les plats préparés et les aliments transformés sont bourrés de produits chimiques qui empêchent la combustion des graisses. <u>Tu peux compter les calories, mais les calories, elles, ne comptent pas.</u> Elles ne veulent rien dire pour perdre du poids. Ce qui

Les causes les plus fréquentes de la maladie se trouvent dans une mauvaise alimentation

est compte, c'est le choix des aliments et la manière de les préparer.

Il ne suffit pas de se peser pour savoir si on a perdu du poids ou non. Tu peux très bien perdre mais être plus lourd qu'avant parce que tu t'es embelli, t'es raffermi et que tu as pris du muscle !

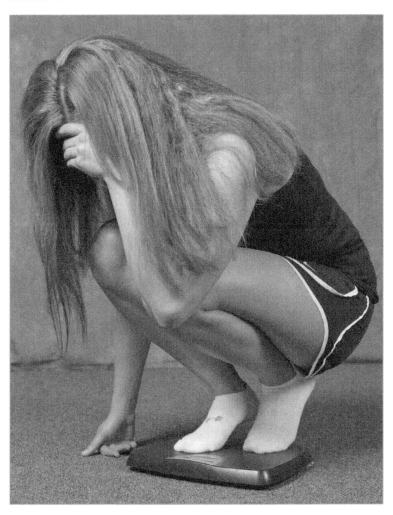

L'objectif de ce livre est de te montrer qu'en consommant les bons aliments, tu ne te contenteras pas de rester en bonne santé, mais que tu pourras, toi aussi, atteindre et conserver ton poids idéal sans devoir fournir de « cruels » efforts, sans renoncer et sans tomber dans la dépression. Grâce à ces astuces, tu peux te rassasier avec une nourriture diversifiée, et non seulement tu minciras à coup sûr, mais tu prendras aussi du muscle, tu réduiras la cellulite et la peau d'orange, lissant et raffermissant ta peau. Tu constateras également que tu es plus actif, moins fatigué, plus concentré, que tu te sens plus jeune et que ta qualité de vie s'améliore dans l'ensemble. Tu remarqueras que tu es plus heureux et que tu sens mieux dans ton corps. Mais ce n'est pas tout ! Grâce à mes trucs et astuces, ton désir et ta passion sexuelle se trouveront stimulés à long terme !

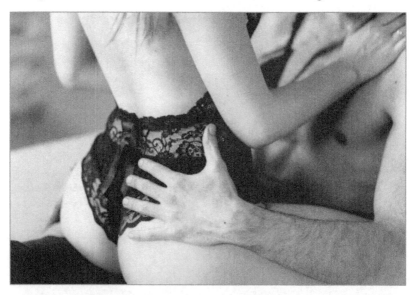

Les causes les plus fréquentes de la maladie se trouvent dans une mauvaise alimentation

D'abord, prenons connaissance des produits alimentaires qui nous rendent malade. Le plus grand danger des aliments ne consiste pas seulement en l'aliment lui-même, mais plutôt en les produits chimiques qui lui sont ajoutés (additifs, engrais, produits phytosanitaires, etc.) ainsi qu'en le traitement des produits agricoles. L'agriculture moderne, l'élevage, notamment industriel, et l'industrie agroalimentaire sont source de nombreuses maladies.

L'Homme s'empoisonne de plusieurs façons :

- ☹ **Directement avec les produits chimiques contenus dans les denrées agricoles**
- ☹ **Avec les produits chimiques et les subtances utilisés pour transformer ces denrées en divers produits alimentaires**
- ☹ **Avec la viande d'animaux nourris à ces produits agricoles**
- ☹ **Avec la viande d'animaux élevés avec des produits chimiques (comme les hormones et les médicaments)**
- ☹ **Avec la viande traitée aux additifs et autres produits chimiques**
- ☹ **Avec les aliments produits artificiellement**
- ☹ **Avec les aliments modifiés génétiquement**
- ☹ **S'ajoute l'empoisonnement aux produits chimiques de l'industrie de la boisson**
- ☹ **Avec le mélange simultané de substances dans un ou plusieurs produits**

Manger autant que tu veux ?
Mais pas tout ce que tu veux !

Ce n'est pas seulement l'abondance de nourriture qui fait grossir, mais également la (mauvaise) composition de l'alimentation. Mais tu dois aussi savoir qu'une grande quantité n'est pas toujours la meilleure chose. C'est pourquoi tu ne devrais manger que la quantité nécessaire pour calmer ta faim.

La bonne huile végétale est très saine pour le corps. Elle stimule la digestion et joue le rôle important de vecteur de goût, en outre, elle accélère l'apparition d'une sensation de satiété, ce qui implique que l'on mange moins. En Afrique, les huiles végétales sont même utilisées comme des laxatifs, aidant à éliminer du corps les substances nocives.

Je ne comprends toujours pas pourquoi une telle peur des huiles alimentaires règne dans les pays occidentaux, alors même qu'elles sont l'un des principaux ingrédients pour mincir. Bizarre n'est-ce pas ?! Oui, il s'agit là pour moi de la première intox concernant l'alimentation. Les bonnes huiles aident effectivement à perdre du poids puisque la matière grasse rassasie jusqu'à un certain point.

Les causes les plus fréquentes de la maladie se trouvent dans une mauvaise alimentation

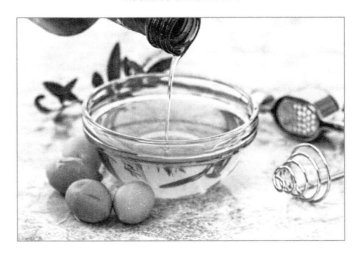

La nourriture épicée est un coupe-faim, qui stimule le corps et élimine le gras

Les piments et le poivre, surtout lorsqu'il est frais, réchauffent particulièrement le métabolisme. Cet effet, connu depuis des siècles en Afrique et en Asie, s'exprime scientifiquement par le terme de thermogenèse. Une partie des calories absorbées se libère sous forme de chaleur.

Une nourriture épicée avec du gingembre, de l'oignon, du persil et de l'ail est très bonne pour le corps. Ces ingrédients assurent notamment la régulation de l'énergie et réchauffent énormément le métabolisme.

La nourriture et le thé amers sont sains. Ils réduisent la sensation de faim. De plus, le thé draine le corps et favorise ainsi l'élimination des substances nocives.

Conseils et astuces d'inspiration africaine pour un corps sain

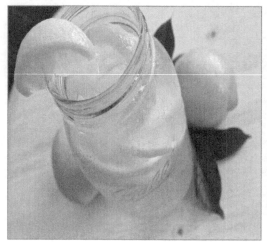

Le jus de pamplemousse fraîchement pressé et non sucré ou encore l'eau citronnée aident à mincir. Presse les citrons et mélange leur jus avec de l'eau, puis bois la mixture, idéalement avant les repas.

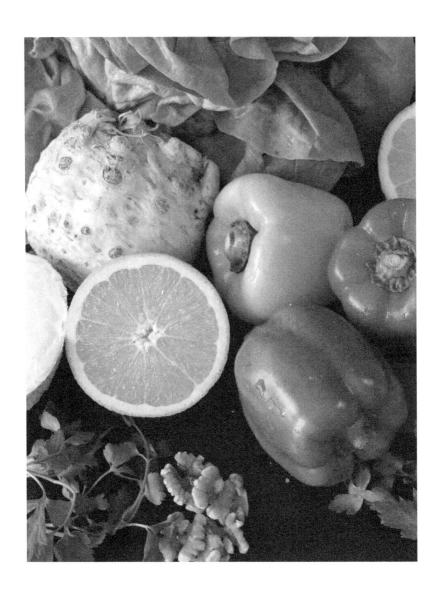

2 Ce qui est bon pour le corps

2.1 Tableau des vitamines importantes et de leur fonction, liste des aliments dans lesquels les trouver

Les vitamines se divisent en deux groupes :

1- Les vitamines liposolubles : A, D, E, K

2- Les vitamines hydrosolubles : celles du groupe B, C

Nom	Principaux aliments	Effet	Carence
Vitamine A (Rétinol)	Huile de foie de morue, foie, rognons, produits laitiers, beurre, jaune d'œuf, sous forme de provitamine A dans les carottes	Croissance normale ; fonction et protection de la peau, des yeux et de la muqueuse	Arrêt de la croissance ; héméralopie
Provitamine A, bêta-carotène	Fruits jaunes, oranges et verts : carottes, abricots, épinards, melon, cirtouille, persil, chou frisé, patate douce	Premier stade de la vit. A ; antioxydant : rend les radicaux libres inoffensifs ; soutient le système immunitaire	Accélération du processus de vieillissement

Tableau des vitamines importantes

Nom	Principaux aliments	Effet	Carence
Acide folique	Foie, jaune d'œuf, abricots, haricots, légumes verts feuillus, carottes, avocats, melon, oranges, produits aux céréales complètes	Indispensable à la croissance et à la division cellulaire, surtout pour la production des globules rouges. Particulièrement important pour les femmes en âge de procréer. Favorise le développement du système nerveux chez le fœtus	Risque de cancer accru, fatigue, problèmes digestifs, nervosité, mauvaise mémoire, insomnies, confusion, fausses couches, détresse respiratoire
Vitamine B1 (Thiamine)	Germes de blé, céréales complètes, petits pois, cœur, porc, levure, flocons d'avoine, foie, riz complet	Important pour le système nerveux ; en cas de faiblesse, de grossesse, anti-moustique (à haute dose), gain d'énergie pour le corps ; influence le métabolisme des glucides ; important pour la fonction thyroïdienne	Troubles musculaires et nerveux importants, fatigue, problèmes digestifs, hydropisie, insuffisance cardiaque, crampes, paralysies, picotements dans les bras et les jambes

Nom	Principaux aliments	Effet	Carence
Vitamine B2 (Riboflavine)	Produits laitiers, viande, céréales complètes, fromage, œufs foie, poisson marin, légumes verts feuillus, poudre de lactosérum	Important pour la croissance, utilisation des graisses, protéines et glucides ; bon pour la peau, les yeux, les ongles ; énergisant important ; transport d'oxygène	(rare) Inflammations de la peau, fragilité ongulaire, anémie, cataracte
Vitamine B3 (**Niacine**, acide nicotinique)	Levure de bière, cacahouètes, petits pois, foie, volaille, poisson, viande maigre	Accumulation et élimination des graisses, protéines et glucides ; bon sommeil	Inflammations de la peau et de la muqueuse, maux de tête, frissons, troubles du sommeil, vertiges, dépression, picotements et sensation d'insensibilité dans les membres
Vitamine B5 (**Acide pantothénique**)	Foie, légumes, germes de blé, asperges, viande, crevettes, graines de tournesol, pain de seigle	Contre le grisonnement, la chute de cheveux, les maladies capillaires et de la muqueuse ; nécessaire à l'élimination des graisses, des protéines et des glucides	Dysfonctionnement nerveux, mauvaise cicatrisation, grisonnement précoce, affaiblissement du système immunitaire

Tableau des vitamines importantes

Nom	Principaux aliments	Effet	Carence
Vitamine B6 (Pyridoxine)	Bananes, noix, produits aux céréales complètes, levure, foie, pommes de terre, haricots verts, chou-fleur, carottes	Soulage le mal des transports, les douleurs nerveuses, les insuffisances hépatiques, les syndromes prémenstruels, aide à la digestion des protéines ; hormone la plus importante pour la grossesse lorsqu'elle est combinée à l'acide folique ; détoxifiant	(plutôt rare) Dérangement intestinal, mauvaise peau, fatigue, lèvres sèches
Vitamine B7 (**Biotine**, Vitamine H) A présent vitamine B7	Foie, viande, chou-fleur, champignons, produits aux céréales complètes, œuf, avocat, épinards, lait	Maladies de la peau ; problèmes de pousse des cheveux ; problèmes au foie ; soutient le processus métabolique ; avec la vitamine K, nécessaire à la structuration des facteurs de coagulation sanguine ; soutient le métabolisme des glucides et	Etat d'épuisement, inflammations de la peau, douleurs musculaires, chute de cheveux, nausées, dépression

Nom	Principaux aliments	Effet	Carence
		des acides gras pour la peau et les muqueuses	
Vitamine B9 (**Acide folique**, vi-tamine M)	Foie, germes de blé, citrouille, champignons, épinards, avocat	Crises de foie ; division cellu-laire ; guérison et croissance des muscles et des cellules ; métabolisme des protéines ; structuration des tissus	Anémie, troubles digestifs, pro-blèmes de crois-sance des che-veux, des os et des cartilages
Vitamine B12 (Cobala-mine)	Foie, lait, jaune d'œuf, poisson, viande, huîtres, quark, levure de bière	Structuration de la subs-tance du noyau cellu-laire ; produc-tion des glo-bules rouges ; aide contre les douleurs ner-veuses, les maladies de la peau et de la muqueuse et les crises de foie	Anémie, troubles nerveux, modifica-tions dans les pou-mons et dans la moelle épinière
Vitamine C (Acide ascor-bique)	Cynorrhodon, ar-gousier, agrumes, cassis, pommes de terre, poivron, tomate, chou, épi-nards, légumes, radis	Inhibe les in-flammations et les saigne-ments ; favo-rise les dé-fenses ; pro-tège les cel-lules de la destruction chimique ;	Saignements gin-givaux, fatigue, maux de tête, dou-leurs articulaires, mauvaise cicatri-sation, manque d'appétit, scorbut, faiblesse

Tableau des vitamines importantes

Nom	Principaux aliments	Effet	Carence
		active les enzymes ; structuration du tissu conjonctif, des os et de l'émail dentaire ; accélère la cicatrisation, stabilise la psyché	
Vitamine D (Calciférol)	Huile de foie de morue, foie, lait, jaune d'œuf, beurre, poissons d'eau de mer, champignons, avocat, hareng	Régule l'équilibre de calcium et du phosphate ; structure osseuse ; favorise l'accumulation du calcium	Déformation et ramollissement des os, ostéomalacie, disposition aux infections accrue, faiblesse musculaire
Vitamine E (Tocophérol)	Huiles de tournesol, de maïs, de soja et de germes de blé, noix, linette, salsifis, piment, chou, avocat	Renforce le système immunitaire ; ihnhibe les inflammations ; renouvellement cellulaire ; protection contre les radicaux ; régulation du taux de cholestérol et du taux hormonal ; important pour les vaisseaux sanguins, les muscles et les organes reproducteurs	(rare) Problèmes de vue, fatigue, myopathie, perte du désir, difficultés pour procréer

Nom	Principaux aliments	Effet	Carence
Vitamine K (Phylloquinone)	Cresson, foie, chou frisé, kiwi, légumes verts, oignon, flocons d'avoine, tomate, œufs	Nécessaire à la production des facteurs de coagulation sanguine	De fortes doses de vitamines A et E neutralisent la vitamine K

*** Avec l'aide de Jumk.de

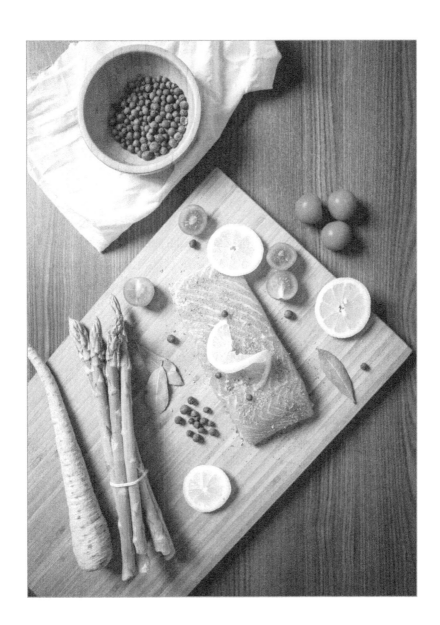

2.2 Liste des minéraux et oligoéléments importants et des aliments qui en contiennent naturellement

Le corps humain ne peut être sain sans minéraux. Selon les médecins, la cause de nombreuses maladies réside dans une carence en minéraux. Cependant, le corps humain est incapable de produire par lui-même des minéraux naturels tels que le potassium ou le magnésium, qu'il lui faut donc inclure dans son alimentation.

Nombre d'études scientifiques montrent que notre corps ne parvient pas à assimiler les minéraux artificiels, et c'est pourquoi, pour avoir la meilleure ingestion de minéraux possible, il faut se tourner vers les minéraux naturels.

*** Avec l'aide de www.orthoknowledge.eu/vitamine-tabel/

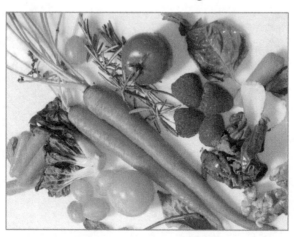

Tableau des vitamines importantes

Nom	Principaux aliments	Effet	Carence
Bore B	Poire, pruneaux, raisins secs, légumineuses, pomme, tomate	Contribue à éviter la perte de calcium et la déminéralisation des os ; améliore la mémoire et les capacités cognitives	Maladies osseuses, problèmes de croissance, arthrtite, infections bactérielles et fongiques
Calcium Ca	Produits laitiers, légumineuses, légumes, tofu, saumon, noix	Composant des os et des dents ; nécessaire au fonctionnement des nerfs et des muscles	Décalcification osseuse, mauvaise dentition, mauvais squelette, allergies, tension artérielle élevée, migraines, problèmes cardiaques
Chlorure Cl	Gros sel, algues, produits issus de la pêche, fucus, olives, eau de mer, eau du Grand Lac Salé	Régule l'équilibre acido-basique dans le sang ; produit une réaction chimique avec le sodium et le potassium ; stimule le foie ; joue un rôle central dans la digestion	Chute des cheveux et des dents précoce
Chrome Cr	Produits aux céréales complètes, viande, poisson, foie, levure de bière, champignons, jaune d'œuf	Agit comme Facteur de Tolérance au Glucose (FTG), stimulant l'action de l'insuline	Irritabilité, dépression, hypoglycémie, cholestérol élevé, forte anxiété, diabète

Nom	Principaux aliments	Effet	Carence
Fer **Fe**	Algues, moules, huîtres, noix, poudre de cacao, viande rouge, jaune d'œuf	Nécessaire aux globules rouges ; important pour le transport de l'oxygène à travers le corps et pour le système immunitaire ; nécessaire à différents enzymes oxygéniques	Anémie, mauvaise ouïe, douleurs menstruelles, syndrome des jambes sans repos, fatigue
Iode **I**	Poisson, mollusques et crustacés, ananas, algues, raisins secs, produits laitiers	Production des hormones thyroïdiennes ; maintient la santé de la peau, des cheveux	Problèmes thyroïdiens, goitre, muqueuse dure
Potassium **K**	Noix, légumes verts, avocat, bananes, farine de soja, pommes de terre, eau du Grand Lac Salé	Constitue avec le sodium et le chlorure les sels électrolytiques vitaux, essentiels à l'équilibre des fluides corporels ; participe au fonctionnement des muscles, à l'influx nerveux et à la production d'énergie ; stabilise la structure cellulaire interne	Vomissements, engourdissements, faiblesse et paralysie musculaire, tension artérielle basse, sommeil, confusion, grande fatigue

Tableau des vitamines importantes

Nom	Principaux aliments	Effet	Carence
Cuivre **Cu**	Avocat, abats, sirop de betterave, crustacés, huîtres, rognons, jaune d'œuf, poisson, légumineuses	Avec le zinc et le manganèse, nécessaire au système enzymatique antioxydant ; nécessaire à la synthèse des pigments et au métabolisme du fer	Anémie, œdème, saignements, problèmes de pigmentation de la peau, problèmes de cheveux, légère irritabilité, perte du goût, perte de l'appétit
Magnésium **Mg**	Eau du Grand Lac Salé dans l'Utah - l'un des gisements les plus riches en magnésium naturel, riz complet, germes de soja, noix, poisson, légumineuses, produits aux céréales complètes, levure de bière, légumes verts feuillus, chocolat noir	Nécessaire à plus de 200 fonctions du corps ; joue un rôle pour la structuration osseuse et pour le fonctionnement des muscles et des nerfs ; important pour les cycles cardiaque et sanguin ; nécessaire à de nombreux enzymes ; cofacteur pour les vitamines B et C	Pouls irrégulier, manque de volonté, calculs rénaux, asthme, ostéoporose, déprime et anxiété, syndrome prémenstruel, douleurs menstruelles, fibromyalgie, glaucome, diabète, faible endurance (notamment chez les sportifs), insomnies, migraine, problèmes gingivaux, cholestérol élevé, tension artérielle haute, baisse de l'audition, problèmes de prostate

Nom	Principaux aliments	Effet	Carence
Manganèse Mn	Produits aux céréales complètes, noix, légumes, foie, thé, carottes	Avec le zinc et le cuivre, nécessaire au système enzymatique antioxydant ; nécessaire à la structuration des os, aux articulations et au système nerveux	Dermatite, mauvaise mémoire, épilepsie, anémie, diabète, détresse cardiaque, arthrite
Molybdène Mo	Sarrasin, germes de blé, légumineuses, foie, produits aux céréales complète, œuf	Participe au métabolisme des acides aminés sulfureux et à la production d'acide urique ; antioxydant ; nécessaire à la synthèse de la taurine	Impuissance chez les hommes, légère irritabilité, pouls irrégulier
Sodium Na	Sel fin, mollusques, carottes, artichauts, betterave, bœuf séché	Assure le bon fonctionnement des muscles et des nerfs	Insolation, étourdissement à la chaleur
Phosphore P	Viande, levure, produits aux céréales complètes, fromage, noix, soja, poisson	Nécessaire à la structuration globale du corps, composant de l'ATP, la source d'énergie des muscles	Confusion, manque d'appétit, faiblesse, légère irritabilité, problème de languguage, résistance aux infections diminuée, anémie

Tableau des vitamines importantes

Nom	Principaux aliments	Effet	Carence
Sélénium Se	Noix du Brésil, thon, hareng, tomate, oignon, brocoli, germes de blé, son	Agit comme antioxydant et aide à protéger contre les signes de vieillesse ; participe à la prévention des maladies immunitaires	Immunité et résistance aux infections diminuée, moindre capacité à procréer pour les hommes, tâches de vieillesse, retard de croissance
Vanadium V	Persil, radis, laitue, farine d'os, crustacés	Important pour l'équilibre électrolytique ; pour le potentiel d'action des muscles et des nerfs ; pour les os et les dents	Inconnu
Zinc Zn	Viande, champignons, graines, noix, huîtres, œufs, céréales complètes, levure de bière	Protecteur du système immunitaire ; essentiel à la structure et au fonctionnement des membranes cellulaires ; nécessaire pour la reproduction et le taux de glycémie	Infertilité masculine, acnée, arthrite, ulcères, problèmes de croissance, allergies, dépendance à l'alcool

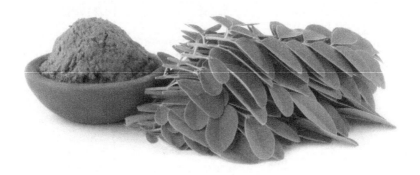

2.3 Le Moringa (Moringa Oleifera) – la plante la plus nutritive du monde, connue au Cameroun sous le nom de « mother's best friend » ou encore de « Baum des Lebens », qui soigne nombre de maladies

J'entre davantage dans les détails à ce sujet dans l'ouvrage « Gesund und vital: Heilkraft aus den Tropen » [« En bonne santé et plein de vitalité : pouvoir de guérison des tropiques »]. Cette plante apparaît comme l'un des aliments les plus précieux pour notre santé.

Au Cameroun, on peut presque tout manger de cet arbre (les feuilles, les branches, les graines, les fleurs, les cosses, etc.). Il m'a fallu longtemps pour connaître son nom scientifique. Au Cameroun, on l'appelle simplement la « plante-ne-meurs-pas », le « meilleur ami des mères », l'« arbre de la vie », etc. Je savais que cette plante était miraculeuse, mais sans vraiment savoir pourquoi. C'est seulement en cherchant à en découvrir plus à son sujet et en étudiant de façon intensive tous les végétaux camerounais que j'ai trouvé son nom, et je n'ai pas été surpris de constater qu'elle faisait déjà l'objet d'ouvrages littéraires et d'études dans le monde entier.

Au Cameroun, on l'utilise pour traiter de nombreuses maladies telles que l'anémie, le cancer, les mortalités maternelle et infantile, le diabète, les maladies cutanées, les inflammations, les soucis de cicatrisation, les maladies cardiovasculaires, les rhumatismes, la démence, la maladie de Parkinson, le sida, les maladies oculaires et dentaires, l'impuissance, la bronchite, la fièvre, les os fragiles, la malnutrition, la diarrhée, les maux d'estomac, les infections fongiques, la flore intestinale malade, et bien d'autres.

En outre, le moringa peut être utilisé pour purger l'eau en détruisant 90 à 99% des bactéries. Ses graines contiennent 40% d'huile, aussi précieuse que l'huile d'olive. Le moringa est un aliment bio idéal pour nourrir les animaux, et fait également un excellent engrais.

Il possède une très forte **teneur en nutriments, vitamines et minéraux**, à laquelle s'ajoute un potentiel antioxydant vraiment extraordinaire.

« Le mélange et la composition concentrée et équilibrée des substances vitales qu'elle possède est unique parmi toutes les plantes connues », comme on peut le lire ici :

http://www.moringafarm.eu/.

Selon cette page, le moringa contient :

- 14 vitamines
- 13 minéraux
- 8 acides aminés essentiels
- 10 acides aminés non essentiels
- Des omégas 3, 6 et 9
- Des matières végétales secondaires
- Plus de 46 antioxydants
- De la zéatine, des salvestrols et de la chlorophylle

On peut également lire sur cette page :
« ...*Résultats comparatifs de la poudre de feuille de moringa avec 1 058 aliments, se basant sur le système d'informations nutritionnelles de l'université de Hohenheim.*

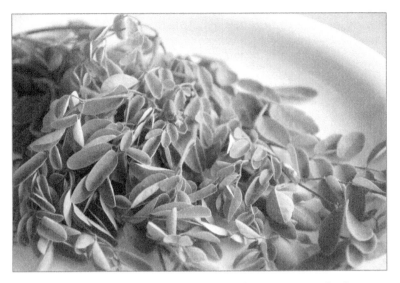

100 grammes de poudre de feuille *de moringa oleifera contiennent en comparaison :*

*17 x autant de **calcium** que 3,5% de lait de vache*

*1,3 x plus d'**acides aminés** essentiels que les œufs*

*6 x plus d'**acide alpha-linolénique** que l'acide linoléique*

*1,9 x plus de **fibres** que les céréales complètes*

*8,8 x plus de **fer** qu'un filet de bœuf (aloyau)*

*6 x plus de **polyphénols** protégeant le cœur que le vin rouge*

*4,7 x plus d'**acide folique** que le foie de bœuf*

*4,5 x plus de **vitamine E** que des germes de blé*

*1,5 x plus de **zinc** qu'une escalope de porc*

*Environ autant de **vitamine C** qu'une salade de fruits*

7 x plus de **magnésium** *que les crevettes*

*37 x plus d'***effets antioxydants** *que le raisin*

6,9 x plus de **vitamine B1** *et* **B2** *que la levure*

3 x plus de **potassium** *que les bananes*

2 à 3 x plus de **lutéine** *protégeant les yeux que le chou frisé*

4 x plus de **vitamine A** *que les carottes*

*Une très grande part d'***acides gras non saturés** *(omégas 3, 6 et 9)*

Et une très grande quantité de **chlorophylle** *naturelle* »

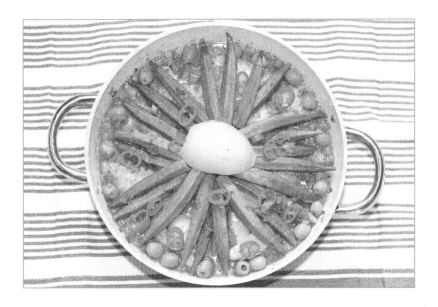

2.4 Le gombo, un autre aliment miraculeux (et curatif), source de nombre de vitamines et de minéraux

« En dégustant régulièrement des cosses d'okra, on rend un grand service à son intestin. Ce légume vert venu d'Afrique avance vers l'Europe. Il ne se contente pas d'être un ingrédient que l'on peut décliner en cuisine, mais, en tant que plante curative estimée, il déploie également son pouvoir

favorisant la santé ». www.zentrum-der-gesundheit.de

Valeur nutritionnelle du gombo* pour 100g / besoin journalier d'un adulte

Energie : 81 kJ / 19 kcal
Fibres : 4,9 g
Matière grasse : 0,2 g
Glucides : 2,2 g
Protéines : 2,1 g

Bêta-carotène : 394 µg / 800 µg
Vitamine C : 36 mg / 60 mg
Magnésium : 38 mg / 250-500 mg
Calcium : 64 mg / 800 mg
Fer : 653 µg / 15 mg
Phosphore : 75 mg / 1000 mg

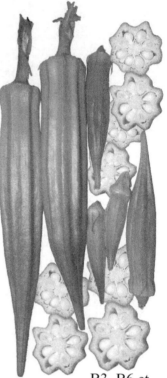

*Valeur nutritionnelle de l'okra selon la DGE (Deutsche Gesellschaft für Ernährung - Association Allemande pour la Nutrition)

A cela s'ajoutent les vitamines B2, B3, B6 et B9, ainsi que du cuivre.

En Afrique, l'okra est bien plus qu'un banal aliment, c'est un puissant antioxydant. L'okra est utile contre les problèmes digestifs, le diabète, les règles douloureuses, les inflammations de la bouche et de la gorge, l'asthme, le rhume, la fièvre, l'impuissance, la sécheresse vaginale, la baisse de libido, la dépression, la faiblesse du muscle cardiaque et bien d'autres choses.

2.5 Les omégas 3, un élément important de l'alimentation. Quels aliments contiennent le plus d'acides gras non saturés ?

Les omégas 3 font partie de la famille des acides gras non saturés, à l'image du DHA, et constituent une part non négligeable et même nécessaire de notre alimentation, étant notamment primordiaux pour le cerveau.

Le cerveau humain se compose en grande partie de DHA, utile à la fois pour renforcer les performances cérébrales et pour combattre les nombreuses maladies telles que la maladie d'Alzheimer, les infarctus, la démence, la thrombose et le TDAH, en plus d'agir contre le surpoids.

Par ailleurs, nous avons besoin des omégas 3 pour la production des hormones, la synthèse des protéines, la lutte contre les inflammations et les infections, et la production des anticorps. Ils protègent le cœur, font baisser le taux de graisse dans le sang et la tension artérielle, réduisent le taux de glycémie, et font encore bien davantage.

Le DHA peut tout à fait être apporté par la nourriture, et plus particulièrement par les huiles de poissons marins riches en graisses comme le maquereau, le hareng, l'anguille et le saumon, mais peut également être synthétisé au sein de l'organisme humain par l'essentiel acide alpha-linolénique.

Quelques bons aliments contenant des omégas 3 :

a) Le poisson : saumon, hareng, thon, maquereau, anguille

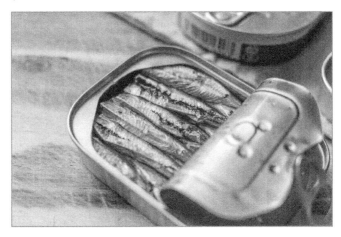

b) L'huile : huile de chanvre, huile de lin, huile de noix, huile d'algue, huile de colza, huile de soja, qui ne contiennent ni de DHA, ni d'EPA, mais leur premier stade, en l'occurrence les omégas 3 ALA (acide alpha-linolénique), que le corps peut transformer en DHA et en EPA. 20 grammes d'huile de colza (environ deux cuillères à soupe) correspondent à environ 1 à 1,5 grammes d'omégas 3. Cela suffirait à combler le besoin journalier.

c) La linette, les noix

Une **prise prolongée** de très **hautes doses** d'oméga 3 par des compléments alimentaires peut provoquer des **problèmes de santé**, tels qu'une augmentation du cholestérol, un affaiblissement du système immunitaire, une multiplication des maladies infectieuses et des maladies inflammatoires, des nausées, des vomissements, etc.

2.6 Antibiotiques naturels : aliments naturels qui agissent comme des antibactériens et des antibiotiques

Dans la nature, les animaux ont parfois aussi des infections chroniques, dont ils se soignent cependant eux-mêmes, sans antibiotiques industriels, mais seulement par des remèdes végétaux.

On avale plusieurs milliers de tonnes d'antibiotiques chimiques dans le monde chaque année. Ceux-ci sont souvent superflus, n'aidant même pas véritablement pour toutes les maladies. Ces produits chimiques peuvent même provoquer d'autres maladies. Bien que l'efficacité des antiobiotiques vis à vis de nombreuses maladies permette de sauver des vies, ce qui n'est guère remis en cause, il demeure possible dans de nombreux cas de s'en passer et de se tourner vers la nature. Celle-ci a prémuni les êtres humains en leur offrant des remèdes naturels accessibles, qui agissent en partie mieux que les médicaments des laboratoires qui ont parfois coûté des milliards.

Les huiles essentielles entrent dans la composition de nombreux aliments et sont à l'origine des remèdes antibiotiques à base de plantes.

Voici quelques aliments naturels freinant la croissance d'autres micro-organismes, allant parfois jusqu'à les tuer :

Les antibiotiques naturels

- ☺ Le moringa, un remède miracle, un remède pour tout
- ☺ Le gingembre
- ☺ L'oignon
- ☺ L'ail
- ☺ L'huile de palme chaude
- ☺ Les noyaux de noix de palme, moulus

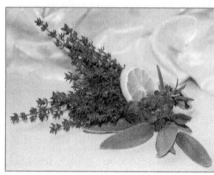

- ☺ Chanvrine
- ☺ La canneberge
- ☺ Le thym
- ☺ L'achillée millefeuille
- ☺ La myrte
- ☺ La capucine
- ☺ La sauge
- ☺ La racine d'umckaloabo
- ☺ Le pélargonium du Cap
- ☺ Le curcuma
- ☺ Le propolis
- ☺ Le miel
- ☺ Le raifort
- ☺ La mangue verte
- ☺ La papaye verte
- ☺ Les piments forts et leurs feuilles
- ☺ L'okra

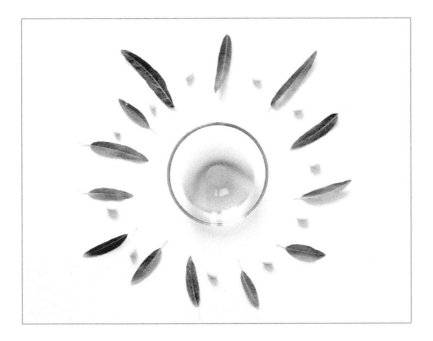

2.7 L'huile végétale en grande quantité est très saine. Un bon équilibre d'huiles saturées et non saturées est très bon pour le corps

Je ne trouve pas acceptable que certains nutritionnistes veuillent nous faire avaler que l'huile n'est pas bonne pour la santé. Ce que les peuples primitifs utilisent depuis des milliers d'années et dont ils se servent pour combattre les maladies ne peut pas être aujourd'hui mauvais pour la santé. Il suffit de comparer pour voir soi-même la vérité. Dans les pays d'Afrique ou d'Asie, par exemple le Cameroun ou la Chine, la nourriture est cuisinée avec beaucoup d'huile. Beaucoup de choses sont frites. Pourtant, c'est là-bas que l'on trouve le moins de personnes concernées par les maladies fréquentes dans les pays industrialisés, que l'on associe aux matières grasses. Dans les pays occidentaux, au contraire, il n'est pas rare de croiser des gens souffrant fréquemment de telles maladies, alors qu'ils ne consomment que très peu d'huiles végétales.

Au cours de mon apprentissage en Afrique, j'ai appris que le corps a besoin d'un mélange d'huiles végétales saturées et non saturées, et même de graisse animale. Il doit cependant s'agir exclusivement d'huiles et d'animaux sains.

J'ai appris très tôt que chaque cellule de notre corps (cerveau, os, peau, muscles, etc.) dépend des acides gras.

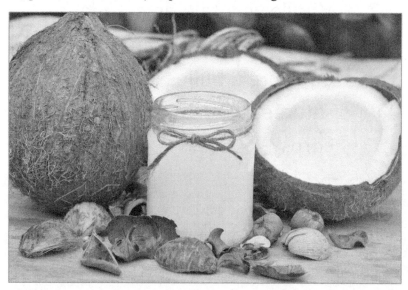

Huile végétale

Comme je l'ai déjà expliqué dans de nombreux points de ce livre, l'huile n'est pas mauvaise pour la santé simplement parce qu'elle est grasse. Au contraire ! L'huile pure n'est pas seulement saine, elle combat aussi certaines maladies, et est souvent le premier élément dont le corps a besoin pour transporter et absorber correctement divers nutriments.

L'huile aide également à perdre du poids. J'ai expliqué comment, dans notre enfance, nous prenions de l'huile pure comme laxatif et comment cela agissait. Au Cameroun, on dit qu'on « boit » de l'huile. Pourtant, les gens y sont beaucoup plus élancés et musclés que les Européens. Moi-même, lorsque je cuisine pour toute ma famille, ici en Allemagne, j'utilise beaucoup d'huile.

La bonne huile végétale (l'huile de coco, l'huile de palme, l'huile d'arachide, l'huile d'olive, l'huile de colza ou encore l'huile de tournesol) assiste l'estomac dans sa mission, purifie l'intestin et aide à l'élimination des éléments nocifs ou toxiques, des graisses et des déchets, elle est antibactérienne, protège des infections, renforce le système immunitaire, participe à la structuration musculaire, renforce les nerfs, nous permet d'aspirer correctement les substances vitales. L'huile de palme, par exemple, est très efficace contre les nausées ou les intoxications. En Afrique, on utilise même l'huile de palme contre la fumée et les intoxications au gaz. Les femmes enceintes consomment souvent de l'huile pure pour ne pas se sentir mal, et cela profite aussi au bon développement du bébé. On m'a dit que c'était important que les femmes enceintes consomment constamment de l'huile de palme, et d'autant plus les derniers temps avant l'accouchement pour le faciliter. J'ai constaté que les Camerounaises, à cause de la publicité industrielle, se sont mis à consommer de plus en plus d'huiles « modernes » et vivaient des accouchements plus difficiles qu'auparavant. Simple « coïncidence » ?

L'huile permet une bonne digestion et contribue à améliorer le goût de la nourriture, tout en faisant en sorte que l'on mange moins. On est rassasié plus rapidement et ainsi, on perd aussi du poids.

Les mauvaises huiles et graisses végétales et animales, bourrées de produits chimiques, sont dangereuses pour le corps. Le beurre, la crème et compagnie doivent être consommés avec une infinie précaution, parce que les animaux desquels ces produits proviennent sont eux-mêmes bourrés de produits chimiques. Ces additifs chimiques se retrouvent automatiquement dans les produits issus de ces animaux et nous empoisonnent dès que nous les consommons.

Huile végétale

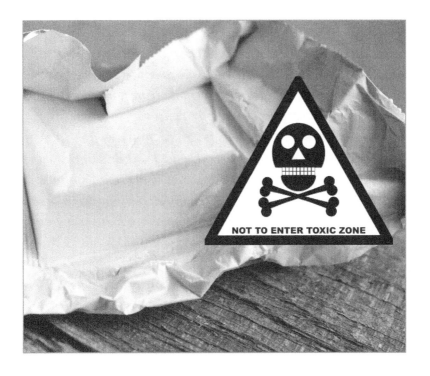

Voici ce que l'on trouvait dans un reportage du magazine Men's Health en 2010 : « *Les matières grasses ont d'importantes missions dans le corps. Elles forment une protection pour la membrane cellulaire, servent de transporteur pour les vitamines liposolubles, peuvent être conservées comme graisses de dépôt dans le corps pour être utilisées plus tard en cas de besoin d'énergie. Il existe des acides gras saturés, mo-noinsaturés et polyinsaturés. Ces derniers doivent impérativement faire partie de vos plats. "l'équilibre des omégas 3 et des omégas 6 est important", explique le nutritionniste et auteur Ulrike Gonder (<u>Fett!</u>, éditions Hirzel, environ 17 euros). Vous consommez automatiquement une quantité suffisante d'omégas 6 dans votre alimentation. Mais pour avoir également une quantité correspondante en omégas 3, vous devez inscrire plus souvent des poissons marins, des noix, de l'huile de lin et de l'huile de colza au menu. "Les omégas 3 stimulent l'<u>élimination des graisses</u> et les dégagements de chaleur, ils agissent comme vasodilatateurs et comme hypotenseurs", précise le professeur Worm* ».

Je dirais que les huiles non chimiques sont bonnes pour le corps, et que les mauvaises huiles sont dangereuses pour lui et mauvaises pour la santé. Mais le fait est que nos cellules, nos membranes et nos organes ont besoin d'huile.

Les bonnes huiles, lorsqu'elles ne sont pas mélangées à des produits chimiques, sont les suivantes : l'huile de chanvre, l'huile de macadamia, l'huile de sésame, l'huile de graines de citrouilles, l'huile de noix, l'huile d'amande, l'huile de noix de pécan, l'huile de lin, l'huile d'avocat, l'huile de coco, l'huile de palme, l'huile d'arachide.

Huile végétale

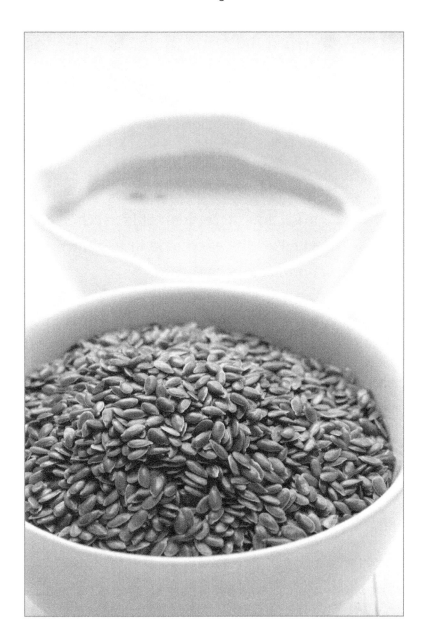

2.8 Un miracle pour la santé avec les fruits tropicaux : ananas, papaye, avocat

2.8.1 L'ananas, fruit-de-la-bonne-humeur, idéal pour le cerveau et la psyché, ainsi que l'acidification et la lutte contre de nombreuses maladies

L'ananas n'est pas seulement un fruit délicieux, il est aussi un remède curatif puissant qui apporte à notre corps d'importants minéraux et oligoéléments tels que le magnésium, le calcium, le phosphore, le potassium, le fer, le manganèse, le zinc et l'iode. Ce fruit-de-la-bonne-humeur tropical livre aussi d'importantes vitamines, notamment le bêta-carotène (pro-vitamine A), la biotine, la vitamine C, la vitamine E, la riboflavine, la thiamine, la niacine, etc. Le jus d'ananas frais agit très bien contre la fièvre.

L'ananas est un fruit idéal, qui joue un rôle central pour la désacidification du corps, en agissant très simplement grâce à ses minéraux.

L'ananas est aussi un vrai miracle pour la psyché et en situation de stress, il met de bonne humeur, est bon pour le cerveau et la peau, et favorise la libido. Il contient naturellement de la vanilline, de la sérotonine comme neurotransmetteur ainsi que son stade primaire le tryptophane, stimulant la bonne humeur, le moral, la détente et la satisfaction, freinant les fringales, agissant contre la colère, l'agitation, l'agressivité, l'anxiété et la nervosité, tout en ayant un effet euphorisant et aphrodisiaque.

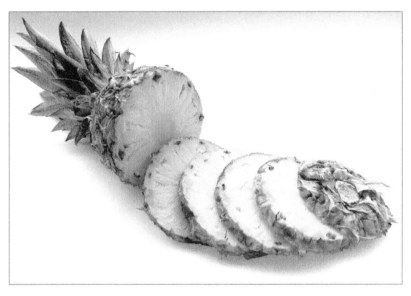

Aux États-Unis, le tryptophane sert aussi d'antidépresseur, est proposé en Allemagne comme somnifère ou comme calmant. On a constaté que les personnes dépressives ont un taux très bas de sérotonine.

En Afrique, l'ananas est aussi utilisé pour les problèmes de peau, les blessures, les inflammations internes et externes, la scarlatine, les infections urinaires, les inflammations rénales, les problèmes digestifs de l'estomac et de l'intestin, les crampes, etc. Il agit comme un anti-inflammatoire.

Grâce à la bromélaïne, l'ananas aide le corps à brûler les graisses et agit comme détoxifiant. La bromélaïne, selon plusieurs études, peut également agir contre des maladies telles que le cancer.

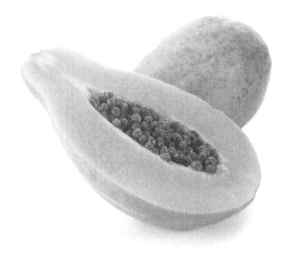

2.8.2 La papaye omnipotente

Au Cameroun, dans ma patrie, la papaye n'est pas seulement appréciée pour sa qualité gustative et sa pauvreté en calories, elle est également privilégiée comme remède curatif. Des études scientifiques internationales ont prouvé ces connaissances et savoirs africains au sujet des effets de la papaye pour la santé humaine comme animale.

Tout est bon dans la papaye, la peau du fruit, sa chair, ses pépins noirs, les feuilles et la sève de son arbre.

Son enzyme, la papaïne, ainsi que les nutriments essentiels qu'elle contient (magnésium, calcium, potassium, manganèse, fer, sélénium, phosphore, cuivre, zinc, fibres), permettent à la papaye de lutter contre nombre de maladies.

Les maux de ventre, les ballonnements, la constipation, les ulcères d'estomac, les parasites et autres problèmes digestifs pancréatiques se trouvent apaisés. C'est la papaïne fractionnant les protéines ainsi que les fibres qui en sont responsables. Au Cameroun, les pépins de papaye sont utilisés comme vermifuge.

La papaye aide pour :

- La cellulite
- Les rides et les problèmes de peau
- La cicatrisation
- Les brûlures
- La mauvaise qualité du sperme
- Les inflammations, les œdèmes et les enflures (feuilles de papaye)
- Les rhumatismes
- Les cellules cancéreuses, en raison des antioxydants qu'elle contient (vitamines, minéraux, oligoéléments, enzymes), protégeant nos cellules en faisant barrière contre les radicaux libres
- Et plus encore

Les pépins de papaye sont encore plus précieux que le fruit lui-même. En Afrique, ils sont aussi utilisés comme moyen de contraception et sont très utiles pour la santé au niveau de certains organes internes comme le foie.

Isolée, la chymopapaïne est utilisée dans les traitements par injection contre les hernies discales.

2.8.3 L'avocat, contre le cholestérol et la leucémie

L'avocat est un fruit contenant de la graisse végétale très saine, pleine de vitamines très importantes (A, E, bêta et alpha-carotène, biotine). L'avocat favorise considérablement l'absorption des nutriments liposolubles.

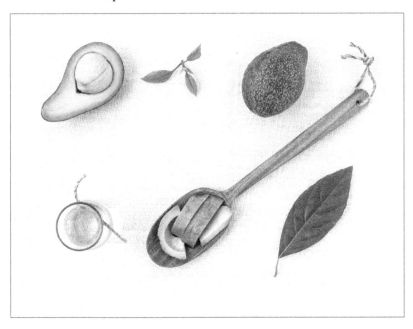

Contrairement à l'ancienne hypothèse répandue dans les pays occidentaux, selon laquelle l'avocat ferait grossir en raison de sa forte teneur en gras, de nombreuses études telles que celle **publiée** dans le *Journal of the American Heart Association*, montrent clairement que non seulement l'avocat ne fait pas grossir, mais qu'il fait aussi chuter le cholestérol. Cela signifie qu'un seul avocat par jour suffit à influencer positivement le taux de cholestérol, ce qui confirme également les connaissances des Camerounais. Au Cameroun, l'avocat est cuisiné avec de l'huile végétale, de sorte que ses propriétés énergisantes agissent plus rapidement et plus efficacement dans le corps. Les Camerounais sont le plus souvent sportifs et musclés.

Les avocats peuvent en outre favoriser la lutte contre une forme rare mais mortelle de leucémie : la leucémie myéloïde (AML), comme l'a confirmé une étude canadienne. Les chercheurs expliquaient que "Les molécules de matière grasse de l'avocat attaquent les cellules souches de la leucémie et il faut bien admettre qu'il n'existe aujourd'hui que peu de médicaments qui en font autant".

Au cours de mon apprentissage rituel, mon professeur m'a appris que "l'avocat peut aussi s'utiliser pour soulager les troubles digestifs, pour renforcer les os et les dents, et il joue un rôle pour la vision et la structuration musculaire".

Les noyaux d'avocat sont également des remèdes curatifs. J'en parlerai, ainsi que d'autres fruits, de façon plus détaillée dans mes prochains livres, "le pouvoir curatif des fruits tropicaux" et "le pouvoir curatif des aliments venus des tropiques : légumes, tubercules, herbes, noix".

ATTENTION : les fruits tropicaux cultivés n'ont plus la même efficacité pour la santé. Les avocats du sud de l'Espagne, comme de nombreux fruits tropicaux qui en proviennent, sont pauvres en nutriments. Les fruits bio garantissent les résultats positifs.

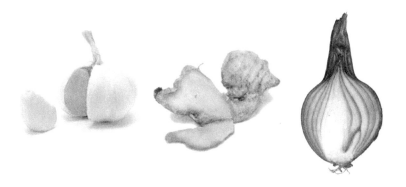

2.9 Le gingembre, l'oignon, l'ail : trois armes magiques, souterraines et secrètes pour la santé et contre le surpoids

En cuisinant, il est très bien venu d'utiliser au moins ces trois condiments frais. Alors, la nourriture ne se contente pas d'avoir bon goût, mais elle devient meilleure pour la santé. Les oignons stimulent les glandes digestives et forment la flore intestinale.

L'ail est très important pour le corps. Il a bien des vertus, connues déjà il y a des milliers d'années. En Afrique, l'ail est même considéré comme un « produit dopant ». Mélangé à l'oignon et au gingembre, l'ail est idéal pour perdre du poids.

En Afrique de l'ouest et dans les Caraïbes, on utilise le pouvoir 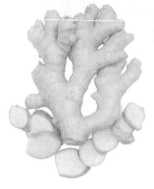 du gingembre depuis plus de 3 000 ans, en particulier en Afrique de l'ouest. Ce n'est qu'il y a quelques années que la médecine moderne a découvert le pouvoir du gingembre, mais c'est l'industrie pharmaceutique qui sort gagnante de ces découvertes, et non les Hommes, auxquels nul n'explique clairement ce qui est possible grâce au gingembre.

Le gingembre est légèrement fort lorsqu'on le consomme frais, et très épicé quand il est cuisiné. La racine de gingembre attise l'appétit et stimule la circulation, renforce l'estomac et favorise la digestion, elle est antibactérienne, favorise l'irrigation sanguine, augmente la production des sucs gastriques, élimine la graisse du corps, favorise le désir sexuel et plus encore.

En combinant ces trois condiments provenant de la terre avec de l'huile lorsqu'on cuisine, on aide déjà en prévision le corps à éliminer une grande partie de la matière grasse.

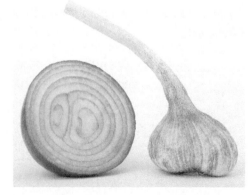

2.9.1 Le makossa hot rotic, la sauce piquante magique avec du gingembre, de l'ail, de l'oignon et plus encore

Aucune sauce ne t'a jamais paru aussi délicieuse. Goûte une seule fois et deviens accro. Elle renforce le corps contre nombre de maux et aide à mincir

Il s'agit d'une sauce très épicée, à l'origine conçue comme une sauce pour améliorer la puissance sexuelle, mais qui est aussi très efficace pour perdre du poids. Cette sauce est un mélange d'herbes selectionnées pour leurs vertus contre l'impuissance. Naturelle, sans chimie, sans conservateurs et exhausteur de goût ! Elle stimule, ravive le désir sexuel, favorise la circulation, réchauffe et excite le corps. Elle n'aide pas seulement en cas d'impuissance, mais constitue aussi un vrai régal avec de la viande, du poisson, du fromage, du pain blanc, du riz, des pâtes, etc. En en mangeant régulièrement, tu observeras un résultat durable et éprouveras un sentiment de bien-être global. Cette sauce ne doit plus faire défaut à ton menu ! Efficace chez les hommes et les femmes ! Voici les ingrédients : du gingembre frais (de préférence bio, aussi frais et juteux que possible, pas filandreux), des oignons, de l'ail, des piments habanero jaunes, rouges ou verts frais (extrêmement piquants, alors prudence en préparant ! On en trouve aussi dans des supérettes asiatiques ou africaines, ou bien au rayon épicerie fine des supermarchés bien approvisionnés), de l'oignon nouveau, beaucoup de basilic frais, du chili pimenté, de l'ail des ours (si tu en as), du persil frais, de la livèche sèche (trouvable dans des magasins d'épices ou parfois dans des boutiques de thé), du sel, du bouillon en poudre, de l'huile (j'utilise de l'huile végétale classique, il est aussi possible d'utiliser de l'huile d'olive selon les goûts).

Si tu veux une sauce déjà prête, aucun problème : rend-toi sur mon site www.mycoacher.jimdo.com et commande-en une. Si tu désires la faire toi-même et nécessite mon aide et mes conseils gratuits, c'est aussi possible. Écris-moi à l'adresse leser@dantse-dantse.com ou appelle-moi simplement.

Gingembre, oignon, ail

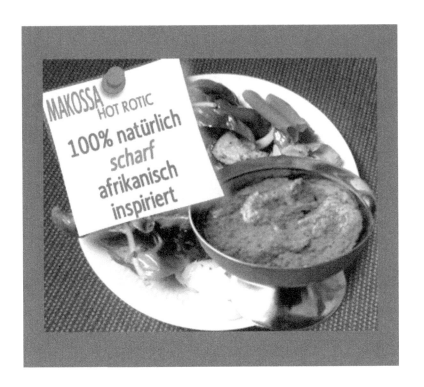

2.10 Le SEXE et l'activité physique : pas des aliments, mais des remèdes naturels utiles contre les maladies psychiques et physiques

Le mouvement est fondamental pour perdre du poids et pour guérir son corps. Le sport et l'activité physique aident à renforcer la musculature et à stimuler le métabolisme, accélérant et augmentant ainsi la combustion des graisses. Selon moi, une pratique sportive modérée est idéale d'une part pour ne pas en reperdre très rapidement l'envie, et d'autre part parce l'on reprend aussitôt du poids, dès lors que l'on faisait beaucoup de sport mais que l'on s'est arrêté d'un coup.

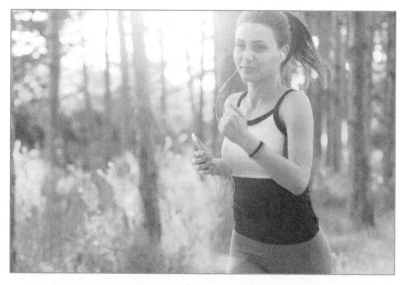

En particulier si l'on est déjà très fort, il est intéressant de

Sexe et exercice physique

combiner la perte de poids avec le sport, pour ne pas plus tard avoir l'air maigre mais avec la peau qui pend. Faire un peu de jogging, marcher, se promener plus souvent et faire le maximum à pied suffit pour ce qui est du sport. Achète-toi un trampoline et saute chez toi dès que tu as quelques minutes : tu seras surpris de voir combien un peu d'activité physique fait du bien à ton corps et à ton esprit.

Selon moi, le sexe à lui seul n'aide pas tellement à perdre du poids. Mais certaines pratiques sexuelles sont plus efficaces que d'autres. Lorsque le sexe est actif et intense, avec beaucoup de mouvement, de changements de position, et dure au moins dix minutes, il peut aussi permettre la combustion de calories.

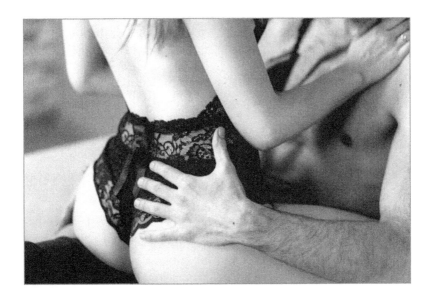

2.11 Les aliments amers sont aussi bons pour notre santé et aident à perdre du poids, ce qui est amer met en forme et amincit

« Ce qui est amer est sain et amincit », voilà ce que disait ma mère à chaque fois que nous mangions un plat camerounais appelé le « Dolet ». Ce plat est cuisiné à base de légumes amers. Nous buvions même leurs jus pour « purger le ventre », comme on disait en général. En période de froid, on nous conseillait de consommer des aliments amers pour renforcer notre système immunitaire.

Ne bois ni ne mange amer seulement pour ta silhouette, fais-le aussi pour ta santé.

Le régime alimentaire originel des Hommes n'était ni sucré, ni salé. Il se composait d'un grand nombre d'aliments amers : condiments, légumes (racines et légumes feuillus), plantes sauvages.

Au cours de mon apprentissage de la nature et des nombreuses possibilités d'aider les gens, au Cameroun, on me disait que les substances très importantes pour le corps, y compris les substances toxiques, ne peuvent être correctement absorbées et éliminées que si notre digestion fonctionne parfaitement. Ce n'est qu'avec un fonctionnement digestif optimal que la perte de poids peut réussir durablement et être saine. Les aliments amers veillent à une bonne digestion.

Aliments amers

Les aliments amers tels que la chicorée, par exemple, stimulent le métabolisme grâce aux substances amères qu'ils contiennent et favorisent la digestion. « Elle [la chicorée] stimule la production de sucs digestifs et pancréatiques et en ce sens l'exploitation des aliments », comme l'explique un scientifique, confirmant ainsi le savoir acquis depuis des millénaires en Afrique.

Il est possible de réduire les fringales par la consommation d'aliments amers. De plus, ils provoquent plus rapidement une sensation de satiété et aident à manger moins. En réduisant l'envie de sucre et de nourriture nocive pour la santé, et parce qu'ils comportent peu de calories, les aliments amers contribuent au fait que le corps accumule moins de graisses et ainsi à la perte de poids.

Les légumes et herbes suivants contiennent beaucoup de substances amères :

- Les artichauts
- Le pamplemousse

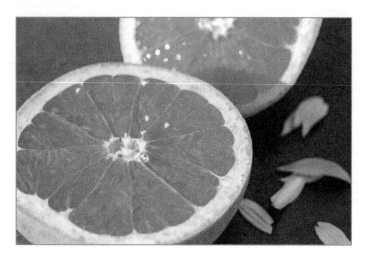

- Le pissenlit
- La valériane (l'herbe à chats)
- La chicorée
- Le chou-rave
- Le radicchio
- L'armoise (armoise commune, absinthe sauvage)
- Le houblon (houblon sauvage)
- L'endive
- Les choux de Bruxelles
- Le brocoli
- Les olives
- Le cacao (pur, sans sucre)
- La menthe

- La roquette

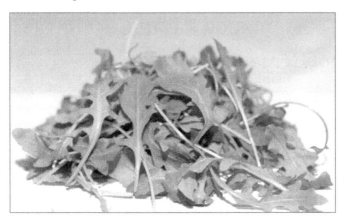

Avec ces aliments, on peut préparer de bons plats et de bonnes boissons !

2.12 Les aliments basiques – l'alimentation basique est le fondement d'un corps sain, équilibré et fort, ainsi que de l'éradication des maladies

(Centre de la santé) - « L'alimentation basique offre à l'être humain un apport en minéraux basiques simples à absorber, ainsi qu'en tous les nutriments dont le corps a besoin pour trouver son équilibre sain. En parallèle, l'alimentation basique épargne à l'Homme tous les résidus métaboliques acides qui apparaissent dans le corps avec un régime alimentaire classique. L'équilibre acido-basique est ainsi harmonisé, de sorte que toutes les parties du corps recouvrent un pH sain. En résulte un être plus actif et en meilleure santé, dynamique et plein de joie de vivre. » http://www.zentrum-der-gesundheit.de/basische-ernaehrung-2.html#ixzz3NToymZj3

L'alimentation basique empêche l'acidification du corps. Celle-ci est la cause de nombre de maladies chroniques et de maux.

2.13 Liste des aliments basiques et des bons acidifiants

2.13.1 Tableau des fruits basifiants

L'abricot	La mangue
L'airelle	La melon
L'ananas	La mirabelle
L'avocat	La myrtille
La banane	La nectarine
La carambole	L'olive (verte, noire)
La cerise (acide, sucrée)	L'orange
Le citron	Le pamplemousse
La clémentine	La papaye
Le coing	La pastèque
La datte fraîche	La pêche
La figue	La poire
La fraise	Le pomelo
La framboise	La pomme
La groseille (rouge, blanche ou noire)	La prune
La groseille à maquereau	La quetsche
Le kiwi	Le raisin (blanc, noir)
La limette	La reine-claude
La mandarine	

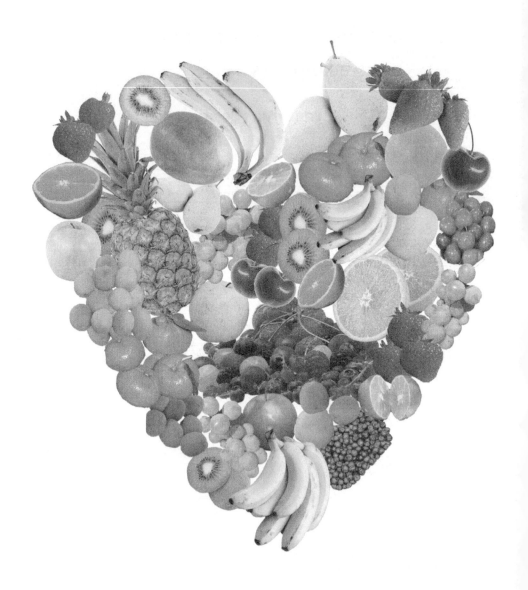

2.13.2 Tableau des herbes et salades basiques

L'aneth	La laitue Lollo Rossa
L'arroche	La laitue romaine
Le basilic	La laitue sauvage
La batavia	La livèche
La bourrache	La mâche
La cannelle	La marjolaine
La câpre	La mélisse
La cardamome	La menthe
Le carvi	La nigelle
Le cerfeuil	La noix de muscade
La chicorée	Le clou de girofle ?
Le chou chinois	L'origan
La ciboulette	L'ortie
La citronnelle	L'oseille
La coriandre	Le persil
Le cresson	Le piment
Le cresson de fontaine	La piment de Jamaïque
Le cumin	Le pissenlit
Le curcuma	Le poivre (blanc, rouge, noir, vert)
L'endive	Le pourpier
La feuille de céleri	La pousse d'épinard
La fleur de courgette	Le radicchio
La frisée	Le raifort
Le gingembre	Le romarin
Les graines de fenouil	La roquette
L'hysope	Le safran
La laitue	La sarriette
La laitue feuille de chêne	La sauge
La laitue iceberg	Le thym
La laitue Lollo Bionda	La vanille

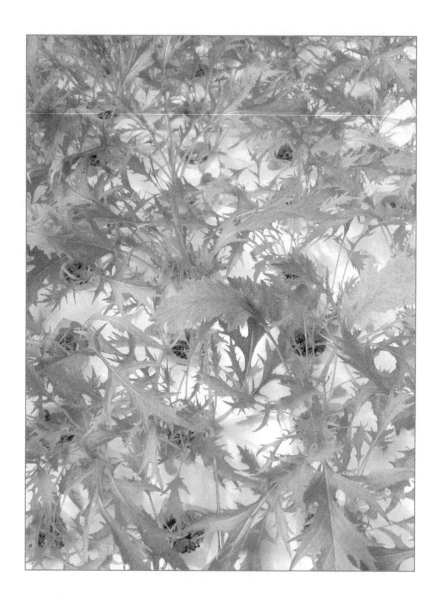

2.13.3 Tableau des pousses et germes basiques

Le cresson	La pousse de fenugrec
Le germe de blé	La pousse de graine de moutarde
Le germe de millet brun	La pousse de graine de tournesol
Le germe d'orge	La pousse de haricot azuki
La linette	La pousse de haricot mungo
La pousse d'alfalfa	La pousse de lentille
La pousse d'amarante	La pousse de millet commun
La pousse de brocoli	La pousse de radis
La pousse de coriandre	La pousse de roquette

2.13.4 Tableau des noix et graines basiques

L'amande	La purée d'amandes
La châtaigne	Le souchet

Remarque : toutes les autres noix, graines et graines oléagineuses font partie des bons aliments acidifiants. Leur potentiel acide peut être réduit en les laissant tremper pendant la nuit, donc dans une courte germination.

2.13.5 Tableau des protéines et des pâtes basiques

Les comprimés de protéines de lupin	Les pâtes de konjac basiques
La farine de lupin	

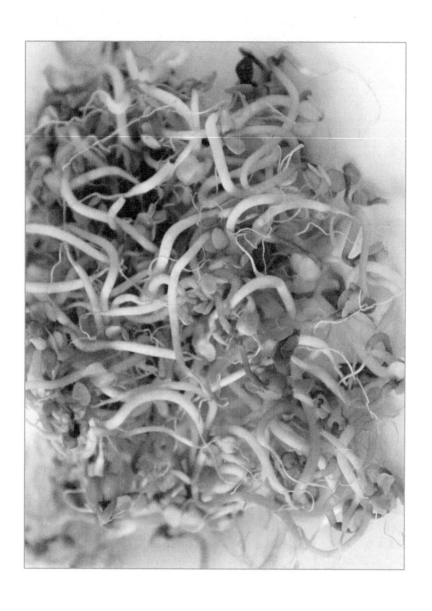

2.13.6 Les bons aliments acidifiants

☺ Les noix (noix, noisette, noix du Brésil, noix de pécan, noix de macadamia, etc.)

☺ Les graines oléagineuses (graine de lin, sésame, graine de chanvre, graine de tournesol, graine de citrouille, graine de pavot etc. en laissant ces graines germer, selon la durée de germination, celles-ci deviennent basiques)

☺ Les légumineuses (haricots secs, lentilles, pois chiche, pois sec, etc.)

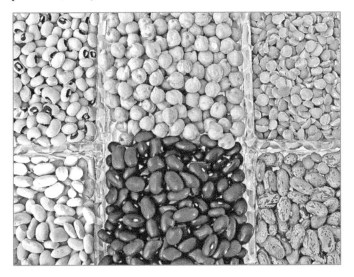

☺

☺ La poudre de cacao de bonne qualité, de préférence cru, comme le chocolat fait maison

☺ Le millet

☺ Le maïs (également la polenta ou les pâtes de maïs par exemple) en petites quantités

☺ Les pseudo-céréales (quinoa, amarante, sarrasin)

- ☺ Les céréales bio comme l'épeautre, le kamut ou l'orge en petites quantités - idéalement sous forme de pain complet ou sous forme de pousses (s'il n'y a pas d'intolérance ou de problèmes de santé)
- ☺ Les produits céréaliers tels que le boulgour ou le couscous en petites quantité, mais plutôt d'épeautre que de blé
- ☺ Les produits d'origine animale, haut de gamme, issus de l'agriculture biologique, en quantités notables, comme les œufs bio ou le poisson issu de l'aquaculture biologique.
- ☺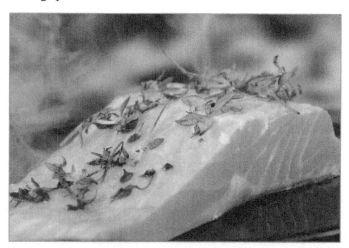
- ☺ Le tofu bio et les produits de soja haut de gamme comme le miso ou le tempeh
- ☺ La poudre de protéines végétale haut de gamme (s'il y a un déficit de protéines), comme les protéines de chanvre ou de riz

Source : http://www.zentrum-der-gesundheit.de/saure-und-basische-

Aliments basiques

lebensmittel.html#ixzz3KncqLST6

2.13.7 Tableau de la valeur nutritionnelle des aliments basiques par ordre alphabétique

Valeur nutritionnelle des aliments (pour 100 g)	kcal	kJ	UP	Glucides (g)	Matière grasse (g)	Protéines (g)
Abricot	43	183	1	8,5	0,1	0,9
Airelle (canneberge)	35	148	0,5	6,2	0,5	0,3
Altbier (bière brune)	49	208	0,5	3	0	0,5
Alfalfa (pousse) / luzerne	24	100	0	0,4	0,7	4
Amande (purée)	648	2720	1	9,5	56,5	19,8
Amande sucrée, épluchée	599	2507	0,5	3,7	54,1	18,7
Amarante (pousse)	31	128	0	2	0,6	4
Ananas	55	234	1	12,4	0,2	0,5
Aneth frais	51	216	0,5	6,6	0,9	3,8
Aneth séché	373	1566	0,5	46,3	8,4	25
Anis (thé)	9	38	0	0,9	0,4	0,4
Arroche	24	99	0	2,9	0,3	2,1
Asperge (puissant basifiant)	18	77	0	2,2	0,2	1,9
Aubergine	17	73	0	2,7	0,2	1,2
Avocat	221	909	0	0,4	23,5	1,9
Banane (puissant basifiant)	88	374	2	20	0,2	1,2
Basilic frais	46	194	0,5	7,5	0,7	2,4
Batavia, laitue rouge, salade croquante	12	50	0	1,5	0,3	0,7

Aliments basiques

Valeur nutritionnelle des aliments (pour 100 g)	kcal	kJ	UP	Glucides (g)	Matière grasse (g)	Protéines (g)
Berliner Weiße avec du sirop (waldmeister, fraise)	51	214	0,6	7	0	0,3
Bette	14	59	0	0,7	0,3	2,1
Betterave (puissant basifiant)	41	175	0	8,6	0,1	1,5
Bière Kölsch 4,9% Vol.	56	235	0,5	4	0	0,5
Bourrache séchée	189	776	1,5	17	6	14,8
Brocoli	26	111	0	2,5	0,2	3,3
Brocoli-rave, rapini cru	28	116	0	2,8	0,6	2,5
Camomille (infusion)	3	13	0	0,5	0	0,1
Cannelle (bâton, poudre)	283	1189	5	57	3,5	4
Câpre (conserve)	415	1756	4,5	52	20,2	6
Carambole (contient de l'acide oxalique)	44	185	1	9,5	0,3	0,5
Cardamome verte séchée	254	1068	5,5	62	7	12
Carotte	25	108	0,5	4,8	0,2	1
Carvi (graine)	375	1576	3	37	15	20
Carvi (infusion)	10	42	0	0,9	0,4	0,5
Cassis	39	168	0,5	6,1	0,2	1,3
Céleri branche	15	65	0	2,2	0,2	1,2
Céleri-rave (puissant basifiant)	18	77	0	2,3	0,3	1,6
Cèpe (cèpe bronze ou noir)	20	85	0	0,5	0,4	3,6
Cèpe séché (cèpe bronzé ou noir)	124	523	0,5	4,1	3,2	19,7
Cerfeuil frais	51	208	0,5	6,5	0,5	4,5
Cerise acide	53	225	1	9,9	0,5	0,9
Cerise sucrée	62	265	1	13,2	0,3	0,9

Valeur nutritionnelle des aliments (pour 100 g)	kcal	kJ	UP	Glucides (g)	Matière grasse (g)	Protéines (g)
Champignon de Paris	16	67	0	0,6	0,3	2,7
Chicorée	17	70	0	2,3	0,2	1,3
Chlorelle séchée	428	1798	1,5	18	11	60
Chou cabus (chou pommé)	25	104	0	4,1	0,2	1,4
Chou chinois	13	54	0	1,3	0,3	1,2
Chou de Milan (puissant basifiant)	25	107	0	2,4	0,4	3
Chou-fleur (puissant basifiant)	22	95	0	2,3	0,3	2,5
Chou frisé, chou kale	37	157	0	3	0,9	4,3
Chou pointu (pain de sucre)	23	97	0	2,7	0,4	2
Chou-rave	24	102	0	3,7	0,1	1,9
Chou romanesco (sorte de chou-fleur)	30	127	0	4,5	0,5	1,7
Chou rouge	22	92	0	3,5	0,2	1,5
Ciboulette fraîche	27	114	0	1,6	0,7	3,6
Citron	35	151	0,5	3,2	0,6	0,7
Citron (jus)	26	109	0	2,4	0,1	0,4
Citronnelle fraîche	50	205	0,5	5,5	1	4,2
Citrouille	24	101	0,5	4,6	0,1	1,1
Citrouille (graine, épluchée)	560	2369	1,5	14,2	45,6	24,3
Clémentine	37	155	1	9	0,3	0,7
Coing	39	165	0,5	6,9	1	0,4
Concombre (puissant basifiant)	12	50	0	1,8	0,1	0,6
Coriandre séchée	327	1371	2,5	26	18	12,5

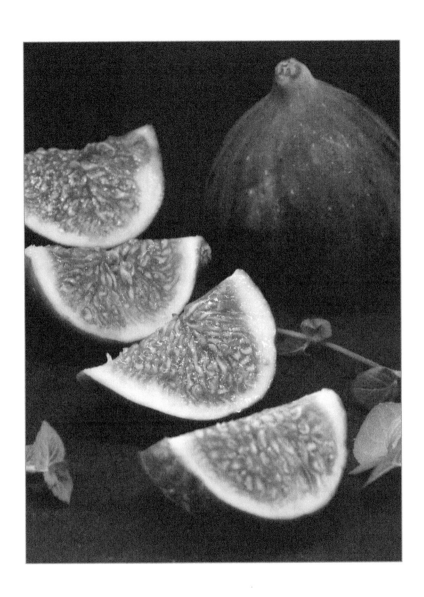

Coulemelle (lépiote élevée)	14	58	0	0	0,5	2,2
Courge butternut	64	270	1	12,6	0,6	1,7
Courgette (sorte de cucurbitacée)	18	76	0	2	0,4	1,6
Cresson de fontaine	20	80	0	0,5	0	0,1
Cresson frais	33	139	0	2,4	0,7	4,2
Cumin (graine séchée)	430	1764	3	35	22,5	18
Curcuma séché (colorant du curry)	366	1536	5	58,5	10	7,8
Dampfbier (bière à haute fermentation similaire à l'Exportbier)	65	273	0,5	5	5	0,5
Datte fraîche	56	235	1	12,9	0,1	0,5
Echalote (cébette, oignon nouveau)	77	325	1,5	16,1	0,1	2,5
Endive, frisée (basifiant)	10	43	0	0,3	0,2	1,8
Epinards, feuille d'épinard (puissant basifiant)	15	64	0	0,6	0,3	2,5
Expresso noir	2	8	0	0,3	0	0,1
Fenouil (graine séchée)	376	1579	3,5	38	16	17
Fenouil (tisane)	10	42	0	1	0,4	0,4
Fenugrec (pousse)	25	103	0	3,1	0,6	1,5
Figue fraîche	61	260	1	12,9	0,5	1,3
Figue séchée (puissant basifiant)	250	1059	5	55	1,3	3,5
Fraise	32	136	0,5	5,5	0,4	0,8
Framboise	34	143	0,5	4,8	0,3	1,3
Fucus (algue marine)	54	228	1	12	0,5	1,8
Fucus séché (algue marine)	278	1166	5	55	2	8
Germes (valeurs moyennes pour les germes de millet, d'orge, de coriandre, de radis, etc.)	26	108	0	2,8	0,4	2,5
Gingembre	69	290	1	12	1	2,5
Gingembre (thé)	2	8	0	0,6	0,1	0,2
Girolle	11	47	0	0,2	0,5	1,5
Girolle séchée	93	391	0	1,8	2,2	16,5
Gomasio	541	2272	0	0,9	50,6	15,9
Groseille à maquereau	37	158	0,5	7,1	0,2	0,8
Groseille rouge, blanche	33	139	0,5	4,8	0,2	1,1
Haricot azuki (pousse)	52	219	0	3	0,5	3

Aliments basiques

Haricot blanc mûr (puissant basifiant)	260	1102	3	40,1	1,6	21,3
Haricot mange-tout (puissant basifiant)	29	122	0,5	5,1	0,2	1,5
Haricot mungo (graine)	24	99	0,5	2	0,2	3,2
Haricot vert (haricot, cosse)	33	138	0,5	5,1	0,2	2,4
Hysope (feuille) / verveine	30	126	0	2,9	0,6	3
Kiwi	51	215	1	9,1	0,6	1
Laitue iceberg	13	55	0	1,9	0,3	0,7
Laitue romaine	16	67	0	1,8	0,2	1,6
Limette	31	130	0	1,9	2,4	0,5
Livèche fraîche	51	210	0,5	6	1	4
Mâche (puissant basifiant)	14	57	0	0,7	0,4	1,8
Mandarine (puissant basifiant)	46	195	1	10,1	0,3	0,7
Mangue	57	243	1	12,5	0,5	0,6
Marjolaine séchée	292	1226	3,5	42	7	12,5
Melon	54	230	1	12,4	0,1	0,9
Menthe fraîche	44	185	0,5	5,5	0,5	4
Menthe (thé)	3	13	0	0,5	0	0,1
Mini-poivron	37	154	0,5	6,4	0,5	1,4
Mirabelle	63	269	1,5	14	0,2	0,7
Morille trempée	10	40	0	0	0,3	1,7
Myrtille	36	154	0,5	6,1	0,6	0,6
Navet	24	103	0	4,6	0,2	1
Nectarine	42	180	1	9	0,1	1,4
Noix de muscade séchée	548	2303	4	45	36,5	5,8
Oignon, oignon rouge (puissant basifiant)	28	117	0	4,9	0,3	1,3
Oignon nouveau (oignon blanc, oignon de printemps)	24	104	0	3	0,5	2
Okra, gombo frais	19	81	0	2,2	0,2	2
Olive noire marinée	135	555	0	1,5	13,8	1,1
Olive verte marinée	138	569	0	1,8	13,9	1,4
Orange	42	179	1	8,3	0,2	1
Orange (jus)	44	185	1	9	0,2	0,7
Oreille-de-Judas trempée	10	40	0	0	0,3	1,7
Origan séché	349	1465	4	50	10,5	11
Ortie	70	289	0,5	4,9	5,2	0,7
Ortie (infusion)	3	13	0	0,5	0	0,1
Oseille (puissant basifiant)	22	92	0	2	0,4	2,4

Pamplemousse	38	161	0,5	7,4	0,1	0,6
Pamplemousse (jus)	47	197	1	10,1	0,1	0,5
Panais cru	58	245	1	12	0,2	0,7
Papaye	12	53	0	2,4	0,1	0,5
Pastèque	37	159	1	8,3	0,2	0,6
Patate douce, batate	111	467	2	24,1	0,6	1,6
Pavot (graine)	477	1976	0,5	4,2	42,2	20,2
Pêche	41	176	1	8,9	0,1	0,8
Persil (feuille) frais	50	214	0,5	7,4	0,4	4,4
Persil (racine) frais	41	174	0,5	6	0,5	2,9
Petit-lait nature	40	170	0,5	4	1	3,5
Petit-lait acide	21	89	0,5	4,2	0,2	0,6
Petit-lait sucré	25	106	0,5	4,7	0,2	0,8
Petits pois (puissant basifiant)	81	342	1	12,3	0,5	6,6
Piment de Jamaïque séché	314	1318	4	50	9	6
Piment vert ou rouge	19	81	0	2,9	0,3	1,2
Pissenlit (puissant basifiant)	60	245	1	9,6	1,1	2,5
Pleurote	11	45	0	0	0,1	2,3
Poire	55	233	1	12,4	0,3	0,5
Poireau	24	103	0	3,2	0,3	2,2
Poivre (grain), piment	20	83	0	0,7	0,6	2,9
Poivre blanc séché	278	1166	4,5	51,9	3,3	11
Poivre noir séché	278	1166	4,5	51,9	3,3	11
Poivron jaune	28	117	0,5	4,9	0,3	1,2
Poivron rouge	33	141	0,5	6,4	0,4	1
Poivron vert	20	86	0	2,9	0,3	1,2
Pomme	54	228	1	11,4	0,6	0,3
Pomme (jus de pommes rouges)	46	193	1	10,3	0,3	0,3
Pomme (jus de pommes vertes)	48	202	1	11,1	0	0,1
Pomme de terre à l'eau (puissant basifiant)	70	298	1,5	15,4	0,1	1,8
Pomme de terre au four (puissant basifiant)	111	467	1,5	16	4	2
Pomme de terre crue (puissant basifiant)	70	298	1,5	14,8	0,1	2

Aliments basiques

Pomme de terre en purée, pomme de terre écrasée (puissant basifiant)	74	312	1	12,2	1,9	2
Pomme de terre en robe des champs, en purée (puissant basifiant)	70	298	1,5	14,8	0,1	2
Pourpier	29	119	0,2	4,5	0,4	1,6
Prune	48	205	1	10,2	0,2	0,6
Quetsche (sorte de prune)	40	168	1	8,9	0,1	0,6
Radicchio (Lollo Rossa), trévise	13	53	0	1,5	0,2	1,2
Radis (puissant basifiant)	13	57	0	1,9	0,2	1
Radis rouge	14	58	0	2,2	0,1	1
Raifort fraîchement râpé	67	281	1	12,2	0,5	2,9
Raisin blanc	67	286	1,5	16,1	0,3	0,7
Raisin noir	74	312	1,5	17	0,3	0,7
Raisin sec (puissant basifiant)	277	1178	6	63,9	0,6	2,5

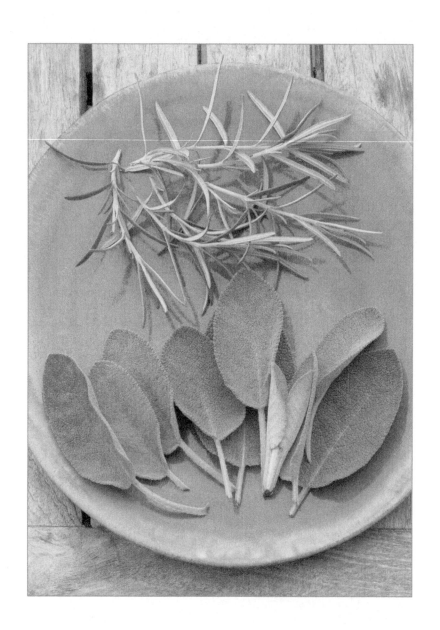

Reine-claude	45	187	1	10,2	0,2	0,2
Romarin frais	60	252	1	10	2	0
Roquette	11	48	0	1,1	0,2	1,3
Safran séché	356	1496	5	61,5	6	11,5
Salade du jardin (laitue, salade verte, laitue sauvage ; puissant basifiant)	11	48	0	1,1	0,2	1,3
Salsifis	16	66	0	1,6	0,4	1,4
Sarriette séchée	307	1260	4,5	54	6	7
Sauge fraîche	87	365	1	12	3,2	1,9
Sauge séchée	334	1403	3,5	43	12	11
Sauge (thé)	9	38	0	0,9	0,4	0,4
Sésame (graine)	598	2472	0	1	58	18,2
Sésame (pâte)	638	2680	0	1	60	18,1
Shiitake séché	336	1411	4,5	53	3,5	20,5
Soja (crème)	184	773	0	2	18	2
Soja (flocon)	360	1512	0,5	4	20	37,5
Soja (lait)	36	151	0	0,7	1,9	3,6
Soja (pousse)	50	211	0,5	4,7	1	5,5
Soja (tourteau)	129	541	0,5	7	4	15
Soja gras (farine)	347	1449	0	3,1	20,6	37,3
Soja mûr	323	1350	0,5	6,3	18,1	33,7
Spiruline séchée (algue des eaux continentales alcalines, antivirus contre le virus d'Epstein-Barr)	376	1579	0	3	12	60
Thé, infusion	3	13	0	0,5	0	0,1
Thé blanc sans sucre	0	2	0	0,1	0	0
Thé, maté vert/torréfié	0	2	0	0	0	0,1
Thé vert sans sucre	0	2	0	0,1	0	0
Thym séché	292	1227	4	45	7,5	9
Thym (tisane)	3	13	0	0,5	0	0,1
Tilleul (infusion)	3	13	0	0,5	0	0,1
Tomate (puissant basifiant)	19	79	0	2,7	0,2	1,2
Tomate (jus)	17	71	0	2,9	0,1	0,8
Truffe	40	167	0	3	1	4,3
Vanille en gousse séchée (type d'orchidée)	278	1166	5	56,1	3,3	4
Vesse-de-loup	18	73	0	1	1	1

Wakamé (algues marines utilisées par exemple pour le miso), attention : environ 15mg d'iode pour 100 grammes !	55	229	1	9	1	2
Weizenbier (bière blanche)	52	222	0,5	3	0	0,3
Weizenbier (sans alcool)	24	101	0,5	5,4	0	0,4

Informations non garanties.
Légende :
kcal = kilocalorie
kJ = kilojoule
UP = Unité de Pain (arrondie)
Glucides (g) = glucides contenus en gramme
Matière grasse (g) = matière grasse contenue en grammes
Protéines (g) = protéines contenues en grammes
1g de matière grasse = 9,3 kcal
1g de protéines = 4,2 kcal
1g de glucides = 4,1 kcal
1g d'alcool = 7,0 kcal
1g d'acide organique = 3,0 kcal

Source : http://www.lebensmittel-tabelle.de/basische-lebensmittel.html

Aliments basiques

3 Le pouvoir curatif des aliments naturels : liste complète des maladies endémiques et les aliments naturels qui luttent contre

La médecine conventionnelle ne se préoccupe bien souvent pas de la cause mais seulement des symptômes, là où la médecine naturelle s'intéresse parallèlement aux deux, ce qui signifie qu'elle commence à l'endroit où est née la maladie. En choisissant les bons aliments, nous nous soignons, et nous combattons également déjà la maladie avant même qu'elle ne se déclare. Les aliments ont une action préventive, durable pour le corps. Leur principe actif ne s'explique pas toujours. On ne peut pas les recommander ou au contraire les contre indiquer, il faut que chacun détermine lui-même si les aliments lui font ou non du bien, et si oui, lesquels le font.

Je pars du principe que tu as à présent modifié ton alimentation, et que tu consommes bien plus d'aliments basiques et acides, de vitamines et de minéraux. Je ne vais donc plus répéter pour chaque maladie qu'il te serait utile de manger vitaminé, parce que c'est important pour combattre tous les types de maladies. Lorsque j'évoque les minéraux comme le magnésium, le potassium ou le calcium, je parle des aliments qui en contiennent. J'ai déjà listé dans le chapitre 2.2 quelques aliments contenant des minéraux précis.

3.1 Quels aliments contre Alzheimer ?

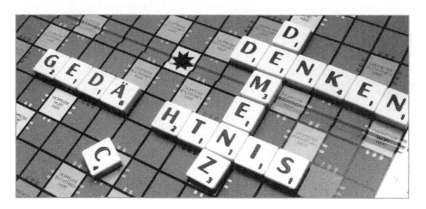

Voici de bons aliments contre Alzheimer :

☺ Les aliments basiques (cf. liste du chapitre 2.12)

☺ Les aliments amers comme le chou frisé, le brocoli etc. (chapitre 2.11)

☺ Le moringa

☺ La nourriture riche en omégas 3 : poisson (saumon, hareng, thon), l'huile de chanvre, l'huile d'olive

☺ Les bonnes huiles végétales saines et riches comme l'huile de coco, l'huile de colza, l'huile de palme et l'huile de sésame

☺ Les aliments riches en acide folique comme les épinards

☺ Les fruits et aliments naturels à forte teneur en vitamines B, C et E

- ☺ L'ail
- ☺ Le gingembre
- ☺ L'oignon
- ☺ Selon des études scientifiques, les fruits rouges, qui réduisent jusqu'à 40% le risque de maladie cérébrale : 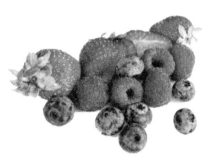 ***fraises, myrtilles, framboises***, sureau, airelle. Leur mélange accroît leur efficacité.
- ☺ Une alimentation riche en flavonoïdes (raisins, pommes, cerises, baies, poires, prunes, aubergines, chou frisé, oignons)
- ☺ Les aliments sains et naturels riches en calcium
- ☺ Les aliments sains et naturels riches en magnésium
- ☺ Le curcuma
- ☺ La noix
- ☺ La noix du Brésil
- ☺ Le jaune d'œuf (choline)
- ☺ L'avocat
- ☺ Les haricots rouges
- ☺ Le voacanga africana
- ☺ Le piment
- ☺ La racine de manioc
- ☺ Les feuilles de manioc
- ☺ La banane plantain

Quels aliments aident à lutter contre ...

☺   Le corossol (saba-saba)

3.2   Quels aliments contre l'anxiété ?

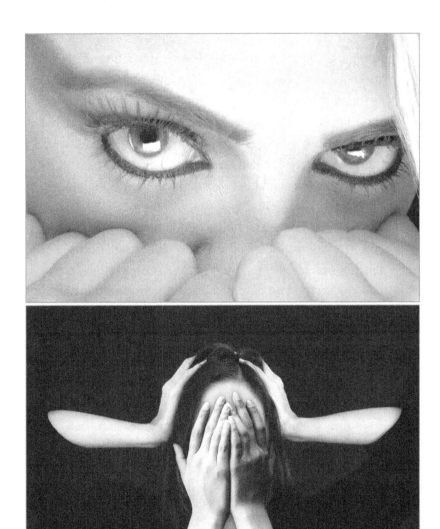

☺   Les aliments basiques (cf. liste du chapitre 2.12)

- ☺ Les aliments amers comme le chou frisé, le brocoli etc. (chapitre 2.11)

- ☺ Les aliments riches en protéines végétales et animales comme la viande, le poisson, le soja, les légumineuses (haricots, pois, lentilles etc.). L'association de produits animaux et végétaux est extrêmement importante. Les protéines végétales ne suffisent pas. Mon père me disait que, dans son village, on avait constaté que ceux qui ne mangeaient pas de viande rencontraient plus souvent le diable. Dans la science moderne, cela signifie que ces personnes connaissaient des crises, étaient victimes d'anxiété et de dépression, étaient plus rapidement à bout de nerfs, peut-être leur manquait-il des neurotransmetteurs à cause de carences en ces nutriments ? Mes observations quant à mes clients tendent à confirmer cette constatation africaine. Nombre de ceux qui souffrent d'anxiété mangent peu voire pas de viande, de poisson et d'œuf, mais beaucoup de fromage et de produits laitiers.

- ☺ Les aliments riches en tryptophane comme la noix de cajou, les haricots (surtout le soja), les graines de tournesol, le sésame, l'amarante, le quinoa, l'avoine, le millet, les germes de blé, les champignons

- ☺ Les bonnes huiles végétales de qualité telle que l'huile de lin, l'huile de noix, l'huile d'olive extra vierge, l'huile de palme, l'huile d'arachide etc. en bonne quantité. N'aie pas peur de grossir, au contraire, tu vas perdre du poids.

- ☺ Les aliments riches en vitamines et en minéraux

- ☺ Les noix

... des troubles anxieux ?

- ☺ Les graines de tournesol
- ☺ Le sésame
- ☺ Le quinoa
- ☺ Le millet
- ☺ L'ashwagandha ou l'ilex
- ☺ Le safou
- ☺ Le sucre non raffiné
- ☺ Le maïs grillé frais (attention : sans beurre)
- ☺ La nourriture épicée avec du piment, du gingembre, du ginseng, de l'oignon, de l'ail, en bonne quantité
- ☺ Le thé au gingembre
- ☺ ***Le thé au gingembre avec du citron***
- ☺ Le gingembre, même cru
- ☺ La fève de cacao
- ☺ Les légumes verts feuillus et le brocoli
- ☺ Les feuilles de manioc
- ☺ Le vin de palme

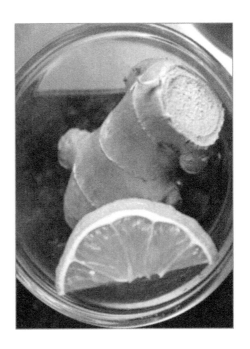

Quels aliments aident à lutter contre ...

☺ *Le ginseng*

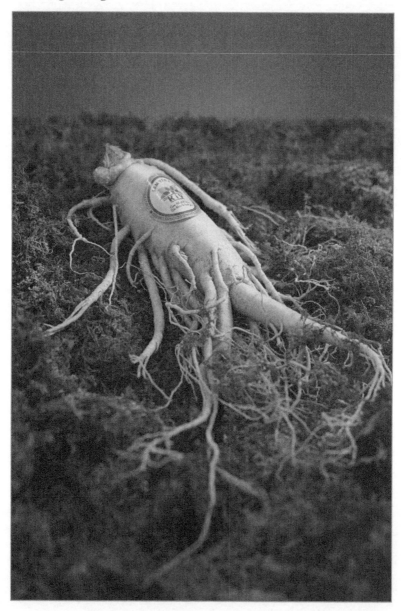

3.3   Quels aliments contre l'artériosclérose ?

L'artériosclérose provoque un rétrécissement des artères, à cause de dépôts de graisse, de thrombus, de tissu conjonctif et de calcaire. Les artères durcissent et le sang ne circule plus correctement voire s'interrompt totalement, provoquant un infarctus. Une mauvaise alimentation ou un manque d'activité physique augmentent le risque d'artériosclérose.

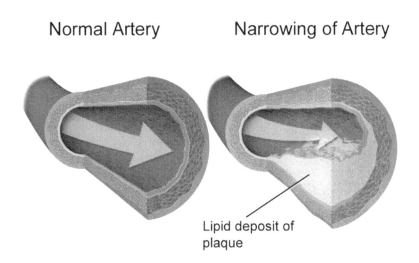

© BruceBlaus. Blausen.com staff (2014). "Medical gallery of Blausen Medical 2014". WikiJournal of Medicine 1 (2). DOI:10.15347/wjm/2014.010. ISSN 2002-4436 [CC BY 3.0 (https://creativecommons.org/licenses/by/3.0)]

Quels aliments aident à lutter contre ...

De nombreuses études montrent qu'une alimentation à base de poisson, de viande, d'aliments sains et basiques tels que les fruits est très efficace pour prévenir des problèmes de circulation sanguine et autres troubles vasculaires.

Les aliments et pratiques suivants préviennent ou agissent contre l'artériosclérose :

- ☺ Les aliments basiques (cf. liste du chapitre 2.12)
- ☺ Les aliments amers comme le chou frisé, le brocoli etc. (chapitre 2.11)
- ☺ Les myrtilles
- ☺ L'abandon des produits laitiers
- ☺ Les acides gras polyinsaturés (omégas 3 et 6)
- ☺ Les vitamines B6, E, C
- ☺ Le magnésium
- ☺ Le potassium
- ☺ Le calcium
- ☺ ***Le jus de grenade***
- ☺ Les fibres
- ☺ Le sport

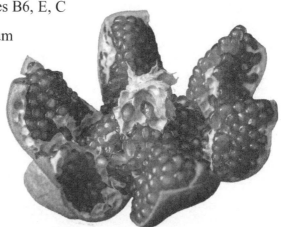

3.4 Quels aliments contre l'asthme, la bronchite, les maladies pulmonaires et respiratoires ?

En parallèle des thérapies, sprays et médicaments habituels, il existe aussi des méthodes naturelles et globales pour lutter contre l'asthme et les maladies pulmonaires et respiratoires, ou du moins pour atténuer leurs symptomes. La plus grosse partie du système immunitaire se trouve dans l'intestin. Les troubles intestinaux (les dommages à la flore intestinale) influencent dès lors notre équilibre et favorisent les maladies telles que l'asthme. Renforcer l'intestin permet ainsi de lutter contre les maladies respiratoires.

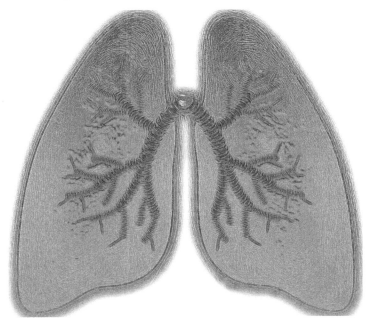

Ces aliments aident :

Quels aliments aident à lutter contre …

- ☺ Le lait maternel pour les enfants
- ☺ Les aliments basiques (cf. liste du chapitre 2.12)
- ☺ Les aliments amers comme le chou frisé, le brocoli, etc. (chapitre 2.11)
- ☺ Une nourriture riche en fibre au cours de la grossesse protège les enfants de l'asthme
- ☺ Le moringa
- ☺ Le gingembre
- ☺ Le ginseng
- ☺ L'oignon
- ☺ L'ail
- ☺ Le chou frisé
- ☺ Le piment fort
- ☺ La vitamine D, très importante (soleil, poisson gras comme le saumon, le maquereau, le thon, œufs de poule, foie, etc.)
- ☺ La vitamine B12 (poisson, viande, œufs, foie de bœuf et de veau, oie, canard, algues, aliments végétaux fermentés comme la choucroute et la bière)
- ☺ La vitamine C dans les agrumes, le cynorrhodon, l'acérola, les légumes comme le poivron, etc.
- ☺ L'huile de palme, l'huile de coco
- ☺ Les omégas 3
- ☺ Les aliments riches en magnésium

... L'asthme et les maladies respiratoires ?

☺ La morelle douce-amère
☺ Les produits issus de l'onagre
☺ La noix de kola
☺ Les grains de café
☺ La nigelle
☺ Les produits à base d'okra
☺ La banane plantain
☺ *La fève de cacao*

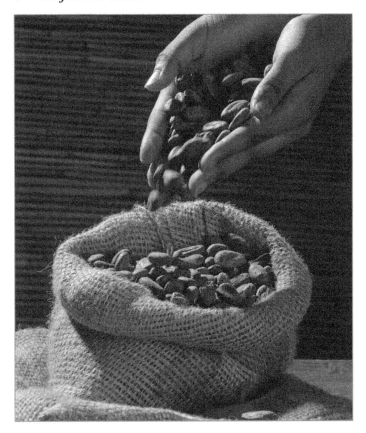

3.5 Quels aliments contre les douleurs oculaires et les troubles de la vue ?

Si l'on veut maintenir sa vue jusqu'à un âge avancé, il faut prendre soin de ses yeux, autant que du reste de son corps. L'alimentation joue à ce titre un rôle très important. A l'image des autres organes du corps, les yeux sont approvisionnés en nutriments par le sang, et ont ainsi une grande interaction avec la totalité du corps. C'est pour cela que ce que nous mangeons a un impact sur notre santé oculaire.

... des troubles oculaires et de la vision ?

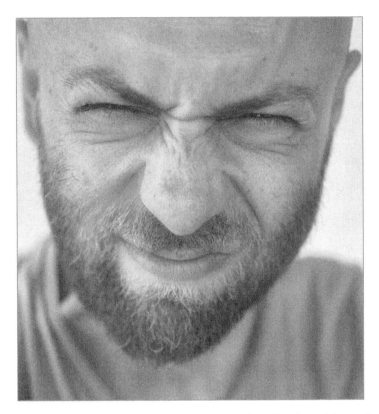

La lutéïne, pigment végétal naturel (dans le chou blanc, le chou frisé, les épinards et la roquette), peut entraîner non seulement une dégénérescence maculaire, mais est aussi en mesure d'y mettre fin à court terme, selon des nutritionnistes de l'université d'Iéna. Pour avoir une bonne vue jusqu'à un âge avancé, les vitamines A, C et E sont importantes. Voici d'autres aliments profitables pour les yeux :

☺ Les aliments basiques (cf. liste du chapitre 2.12)

☺ Les aliments amers comme le chou frisé, le brocoli etc. (chapitre 2.11)

Quels aliments aident à lutter contre ...

- ☺ Le moringa
- ☺ L'oignon et plus particulièrement le jus d'oignon contre les bactéries oculaires
- ☺ L'ail
- ☺ Le gingembre
- ☺ Le jus de manioc en cas de conjonctivite
- ☺ Le cassis
- ☺ ***La myrtille***
- ☺ ***Les agrumes***
- ☺ Les cerises (pouvant être plus efficace que l'aspirine contre les inflammations)

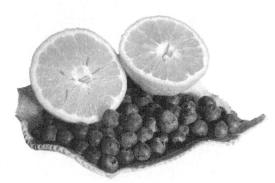

- ☺ Les soucis
- ☺ Le poivron
- ☺ Les carottes (bêta-carotène)
- ☺ Les bonnes huiles saines : huile d'olie, huile de coco, huile de tournesol bio, huile de germe de blé, huile de sésame, etc.
- ☺ L'huile de palme (contenant des caroténoïdes, nutriments importants pour les yeux)
- ☺ Les omégas 3
- ☺ Les pépins de raisin

... des troubles oculaires et de la vision ?

☺ Les noix et les amandes
☺ Les graines de tournesol
☺ ***La mangue***
☺ La papaye
☺ L'ananas
☺ L'okra
☺ Les carottes
☺ Le brocoli
☺ La tomate
☺ Le magnésium
☺ Le calcium
☺ Le sélénium
☺ Le zinc
☺ La patate douce
☺ L'eau de source pure

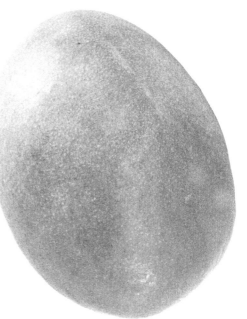

3.6 Quels aliments contre les infections urinaires, la cystite et autres troubles de la vessie ?

La plupart du temps, ce sont les bactéries qui provoquent les cystites, mais il peut également s'agir de champignons. Ils naissent dans l'intestin ou au niveau de la flore vaginale et atteignent la vessie et l'urètre. La paroi vésicale gonfle et s'inflamme, mais le corps ne peut pas se défendre seul face aux bactéries.

... Inflammation, trouble ou faiblesse de la vessie ?

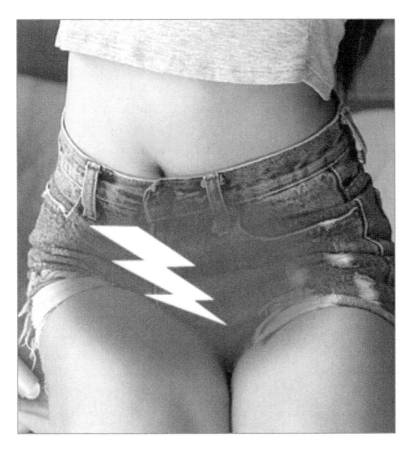

Aliments aidant en cas de cystite :

☺ Les aliments basiques (cf. liste du chapitre 2.12)

☺ Les aliments amers comme le chou frisé, le brocoli, etc. (chapitre 2.11)

☺ Le moringa

☺ L'okra

☺ L'infusion aux feuilles d'okra

☺ La lime

Quels aliments aident à lutter contre ...

- ☺ Le gingembre
- ☺ L'oignon
- ☺ L'ail
- ☺ L'infusion aux feuilles et à l'écorce de goyave
- ☺ La mangue verte, pas encore mûre
- ☺ L'huile de palme et autres bonnes huiles
- ☺ Le sodium
- ☺ Le calcium
- ☺ La banane
- ☺ Le manioc
- ☺ Les feuilles de manioc
- ☺ La patate douce
- ☺ Les fibres
- ☺ Les zestes d'agrumes
- ☺ ***La banane plantain***

... Inflammation, trouble ou faiblesse de la vessie ?

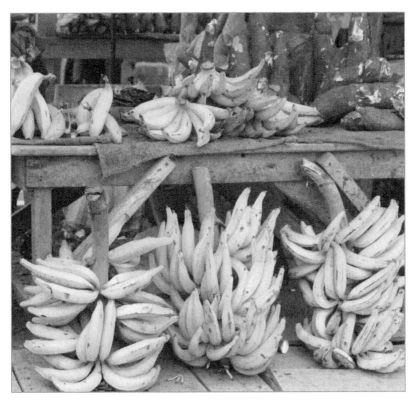

- ☺ Le phyllium
- ☺ L'airelle
- ☺ L'origan
- ☺ Le thym
- ☺ Le raifort
- ☺ La capucine (un mélange avec du raifort est très efficace contre la cystite)

3.7 Quels aliments contre l'hypertension ?

L'hypertension est une maladie vasculaire qui a pour symptome une tension artérielle trop élevée. Cela implique que la pression exercée par le sang sur les vaisseaux à chaque battement est trop haute. La nourriture joue un rôle important quant à l'apparition et à l'aggravation de l'hypertension. Nous mangeons trop sucré, trop salé, trop acide, trop gras (mauvaises graisses, matières grasses artificielles dans les produits transformés et les sucreries), avec trop d'additifs (produits chimiques), et trop peu de vitamines. En conséquence s'observe un surpoids, un taux de graisse dans le sang trop élevé et une hypertension, pouvant mener à des maladies cardiaques et vasculaires telles que les infarctus ou les AVC.

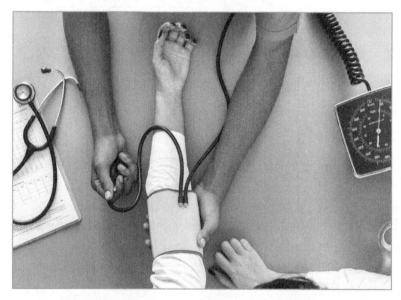

Il est possible d'empêcher cela grâce aux aliments naturels :

... Hypertension artérielle ?

- ☺ Les aliments basiques (cf. liste du chapitre 2.12)
- ☺ Les aliments amers comme le chou frisé, le brocoli, etc. (chapitre 2.11)
- ☺ Le moringa
- ☺ Les inhibiteurs d'ACE et les aliments faisant baisser la tension comme le brocoli, la pomme de terre, les choux de Bruxelles, l'ail, les cacahouètes, le soja, etc.
- ☺ Les fruits comme l'ananas, la papaye, l'avocat, la pomel
- ☺ La myrtille
- ☺ L'abandon des produits laitiers et des matières grasses animales comme la charcuterie, le beurre
- ☺ Les acides gras polyinsaturés (omégas 3 et 6)
- ☺ Les poissons maigres comme la truite, le cabillau, le sébaste, le carrelet, le colin
- ☺ Les viandes maigres comme le poulet, la dinde
- ☺ Les bonnes huiles : huile de coco, huile d'olive, huile de palme etc., de préférence bio
- ☺ L'igname
- ☺ La racine de manioc
- ☺ La banane plantain
- ☺ La banane
- ☺ Une préparation japonaise spéciale à base de soja nommée natto
- ☺ Le gingembre

Quels aliments aident à lutter contre ...

- ☺ Les piments forts
- ☺ L'oignon
- ☺ L'ail
- ☺ Le céleri
- ☺ Les aliments riches en vitamines A, B, C et E
- ☺ Le magnésium
- ☺ ***Le potassium (bananes, oranges, légumes verts feuillus, etc.)***

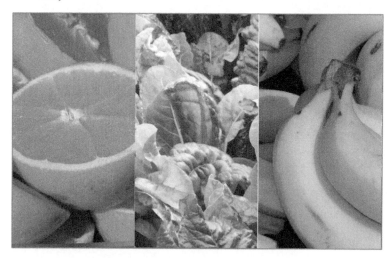

- ☺ Le jus de grenade
- ☺ L'ortie
- ☺ Le pissenlit
- ☺ Les feuilles de bouleau
- ☺ Les fibres

… Hypertension artérielle ?

☺ Faire cuire à l'étuvée, à vapeur, bouillir, rôtir brièvement, mijoter

3.8   Quels aliments contre un taux de cholestérol élevé ?

La vie n'est pas vraiment possible sans cholestérol. Il s'agit d'une substance très importante, responsable de la synthèse d'hormones fondamentales. Par ailleurs, il est important pour le transport de nutriments et pour la régénération cellulaire. Le corps peut lui-même fabriquer du cholestérol, mais son apport par l'alimentation peut avoir une influence très importante sur son taux dans le sang. Un taux de cholestérol trop élevé peut avoir de dangereuses conséquences sur la santé.

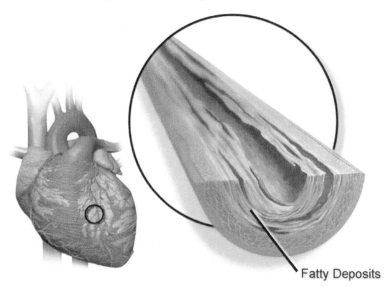

© BruceBlaus. Blausen.com staff (2014). „Medical gallery of Blausen Medical 2014". WikiJournal of Medicine 1 (2). DOI:10.15347/wjm/2014.010. ISSN 2002-4436. [CC BY 3.0 (https://creativecommons.org/licenses/by/3.0)]

Avec une bonne alimentation saine faite d'aliments naturels, on peut facilement faire baisser son cholestérol.

... un taux de cholestérol élevé ?

- ☺ Les aliments basiques (cf. liste du chapitre 2.12)
- ☺ Les aliments amers comme le chou frisé, le brocoli, etc. (chapitre 2.11)
- ☺ Le moringa
- ☺ La noix, l'amande, la pistache
- ☺ Les fruits tropicaux comme l'ananas, la papaye, l'avocat, la mangue (l'Irvingia gabonensis africain)
- ☺ ***La pomme, le raisin noir, la poire***

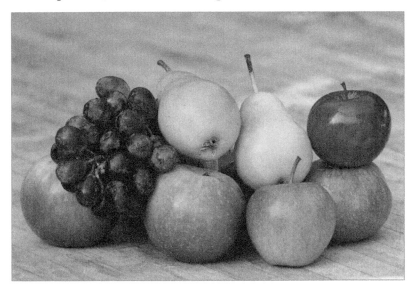

- ☺ Le saba-saba (corossol ou graviola), très efficace
- ☺ La papaye
- ☺ La goyave
- ☺ L'igname
- ☺ Le millet

- ☺ Les légumineuses comme les haricots rouges, les pois chiches, les petits pois, les lentilles, le soja
- ☺ La linette
- ☺ *L'okra*

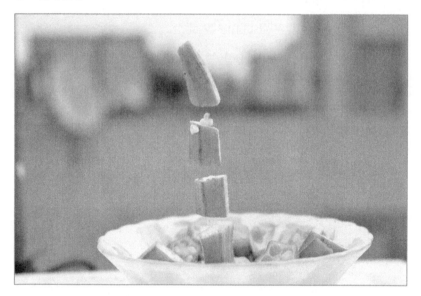

- ☺ Le gingembre
- ☺ L'ail
- ☺ L'oignon
- ☺ Le piment
- ☺ L'asperge
- ☺ Le cacao (nature)
- ☺ La noix de kola
- ☺ La noix de bittercola

... un taux de cholestérol élevé ?

- ☺ Les bonnes huiles : huile de soja, huile d'olive, huile de palme, huile d'arachide, huile de sésame, huile de graine de tournesol
- ☺ Les produits au soja
- ☺ Le poisson (saumon, hareng, maquereau, thon) et autres omégas 3
- ☺ La bonne viande
- ☺ Les œufs
- ☺ ***La tomate***
- ☺ ***Le quinoa***

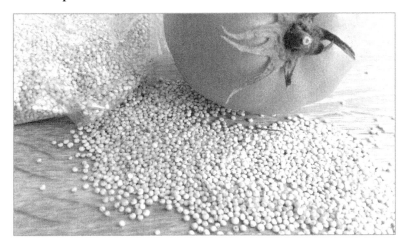

- ☺ L'amarante
- ☺ La banane plantain
- ☺ La patate douce
- ☺ La pomme de terre
- ☺ Le manioc

3.9 Quels aliments contre une mauvaise digestion, nettoient aussi l'intestin ?

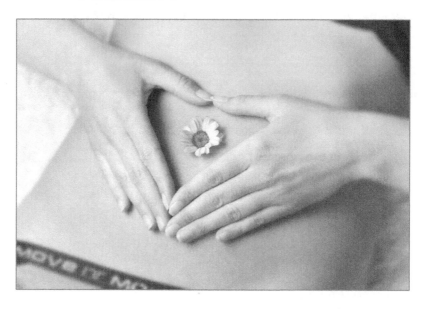

- ☺ Les aliments basiques (cf. liste du chapitre 2.12)
- ☺ Les aliments amers comme le chou frisé, le brocoli etc. (chapitre 2.11)
- ☺ Le moringa
- ☺ Le pissenlit
- ☺ Le piment
- ☺ La noix de kola
- ☺ La mangue verte
- ☺ L'ananas

... mauvaise digestion ?

- ☺ La papaye
- ☺ L'avocat
- ☺ La pomme
- ☺ Le raisin
- ☺ Un mélange de gingembre, d'ail, de piment et d'oignon
- ☺ Une infusion à base de feuilles et d'écorce de mangue
- ☺ Une infusion à base de feuilles et d'écorce de goyave
- ☺ L'huile de palme et autres bonnes huiles (abondamment)
- ☺ **Les *haricots*** et les choux

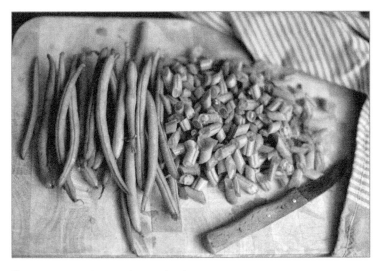

- ☺ Les produits à base d'okra
- ☺ Le psyllium
- ☺ Le quinoa
- ☺ La margose

3.10 Quels aliments contre la dépression et les faiblesses psychiques ?

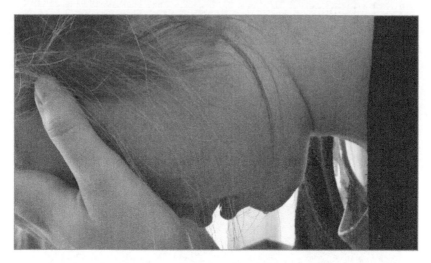

Une relation entre les maladies psychologiques et l'alimentation a depuis toujours été établie en Afrique. Je me souviens, quand j'étais petit, que j'avais un cousin très malade psychologiquement. Je sais qu'il n'avait pas le droit de manger certains aliments et à l'inverse consommait d'autres aliments en quantités bien plus grandes que nous. La science semble lentement accepter ce constat.

Voilà quelques aliments naturels ayant un effet positif contre la dépression et les troubles psychologiques :

☺ Les aliments basiques (cf. liste du chapitre 2.12), en particulier les glucides

☺ Les aliments amers comme le chou frisé, le brocoli (chapitre 2.11)

☺ Eviter les produits laitiers

... dépressions et faiblesses psychiques ?

- ☺ Le piment
- ☺ Le gingembre
- ☺ Le ginseng
- ☺ Les protéines
- ☺ Les omégas 3 (l'huile de poisson aide beaucoup)
- ☺ Une bonne huile (l'huile de palme est très efficace)
- ☺ L'ananas
- ☺ La papaye
- ☺ Les haricots rouges
- ☺ Les agrumes
- ☺ ***Le saba-saba (corossol ou graviola)***

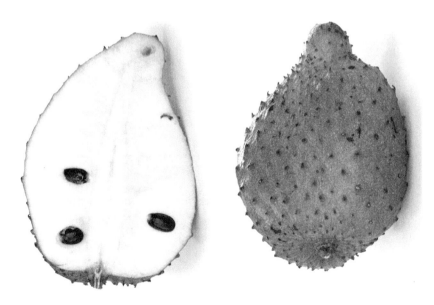

- ☺ La banane plantain (contenant de la sérotonine)
- ☺ La banane

Quels aliments aident à lutter contre ...

- ☺ L'ortie
- ☺ La noix de kola (très efficace)
- ☺ La noix de bittercola
- ☺ Le cacao (pur)
- ☺ Le mucilage (chair de la cabosse de cacao)
- ☺ L'okra
- ☺ Les produits à base d'onagre
- ☺ Le curcuma
- ☺ Le safran
- ☺ Les noix (noix, noix de palme)
- ☺ L'amarante
- ☺ Le quinoa
- ☺ Les graines de citrouille
- ☺ Du tofu aux graines de citrouille
- ☺ Le sésame
- ☺ Le magnésium
- ☺ Le calcium
- ☺ L'iode
- ☺ Les vitamines B, B3, B6, B12 et B9 (acide folique)
- ☺ Les vitamines A, C, D et E
- ☺ Les fruits ayant une haute teneur en acide quinique (***kiwi, myrtille sauvage, canneberge, prune, pêche***)

... dépressions et faiblesses psychiques ?

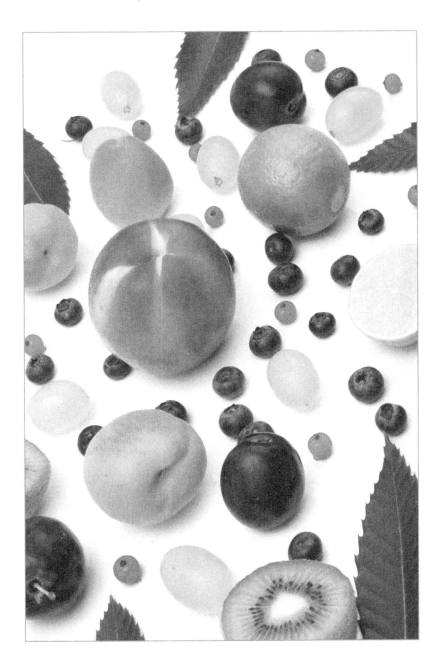

3.11 Quels aliments contre le diabète ?

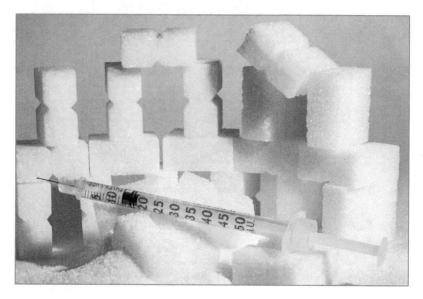

Le diabète est une maladie endémique contre laquelle les aliments suivants font particulièrement effet :

- ☺ Les aliments basiques (cf. liste du chapitre 2.12)
- ☺ Les aliments amers comme le chou frisé, le brocoli, etc. (chapitre 2.11)
- ☺ Le moringa
- ☺ Les myrtilles ou bleuets (anthocyane)
- ☺ Les cerises
- ☺ La margose
- ☺ Le sirop d'érable

- ☺ Le gingembre
- ☺ Le ginseng
- ☺ L'ail
- ☺ Les omégas 3 (saumon, maquereau, truite commune, hareng)
- ☺ Les huiles saines comme l'huile de coco, l'huile de palme non raffinées
- ☺ Les pépins d'okra
- ☺ Les produits issus de l'okra
- ☺ Le sorgho
- ☺ Les haricots et autres légumineuses
- ☺ La noix
- ☺ Les amandes
- ☺ Le café (nature)
- ☺ Le cacao (en fève ou moulu)
- ☺ Le mucilage (chair de la cabosse de cacao)
- ☺ ***Le curcuma***

Quels aliments aident à lutter contre ...

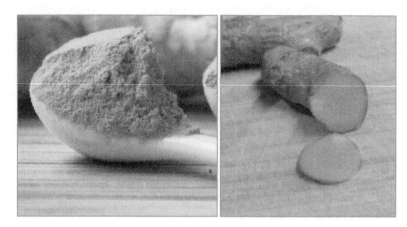

- ☺ Le tindola
- ☺ Un mélange épicé de piment, de gingembre, d'ail et d'oignon (très efficace)
- ☺ Le fenugrec (dans du curry)
- ☺ Le lierre
- ☺ La cannelle
- ☺ Les graines de citrouille
- ☺ La banane plantain (verte)
- ☺ L'igname
- ☺ La racine et les feuilles de manioc
- ☺ Les agrumes
- ☺ ***La figue de Barbarie***

... Diabète ?

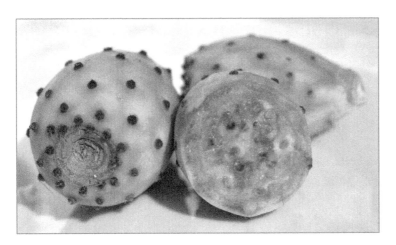

☺ Le quinoa

☺ L'amarante

☺ Le millet

3.12 Quels aliments contre la diarrhée ?

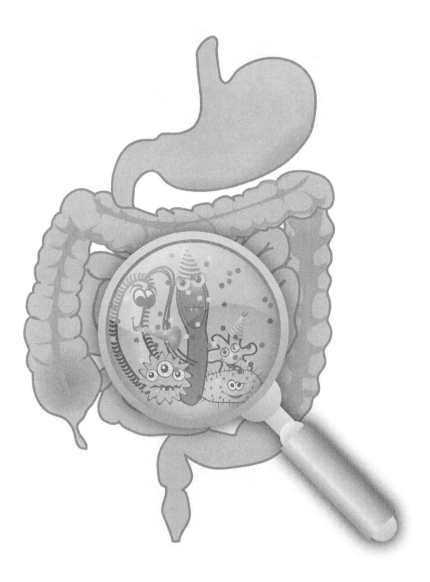

... Diarrhée ?

- ☺ Les aliments basiques (cf. liste du chapitre 2.12)
- ☺ Les aliments amers comme le chou frisé, le brocoli etc. (chapitre 2.11)
- ☺ Le moringa
- ☺ Le gingembre
- ☺ L'oignon
- ☺ La banane plantain, même en purée
- ☺ *La banane*
- ☺ La mangue (l'Irvingia gabonensis africain)
- ☺ Le macabo en purée
- ☺ Les carottes écrasées en velouté (attention : en cas de diarrhée, ne pas manger de carottes crues)
- ☺ L'huile de palme nature, seulement une lichette, aidant beaucoup contre les maux de ventre
- ☺ L'infusion de feuilles de goyave
- ☺ Les produits issus du djansang (racine et graine)

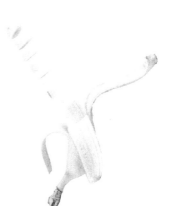

Quels aliments aident à lutter contre ...

- ☺ Le potage de manioc
- ☺ ***Le sel***
- ☺ Le psyllium
- ☺ Le magnésium
- ☺ Le calcium
- ☺ Le potassium
- ☺ Le sodium
- ☺ Les graines de pavot somnifère
- ☺ Les produits à base d'okra
- ☺ ***La mangue écrasée***

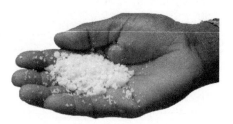

... Diarrhée ?

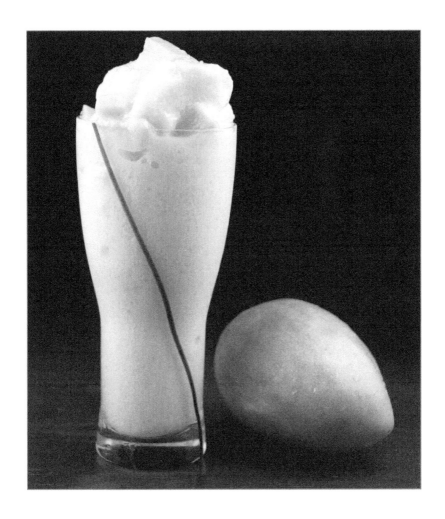

3.13 Quels aliments contre les inflammations, les plaies et les blessures ?

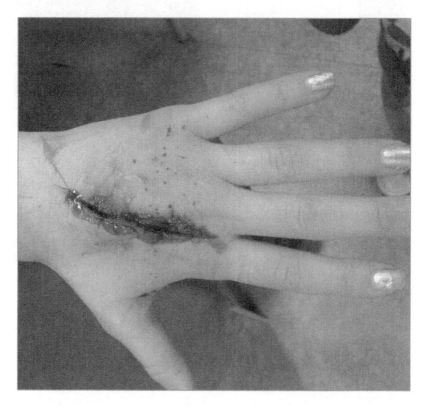

- ☺ Tout d'abord, les aliments fermentés comme la choucroute (crue)
- ☺ Les aliments basiques (cf. liste du chapitre 2.12)
- ☺ Les aliments amers comme le chou frisé, le brocoli, etc. (chapitre 2.11)

... inflammations, des plaies, des blessures ?

☺ Le moringa

☺ Les omégas 3 comme l'huile de chanvre

☺ ***Les cerises acides*** peuvent réduire les inflammations dix fois plus efficacement que l'aspirine

Quels aliments aident à lutter contre ...

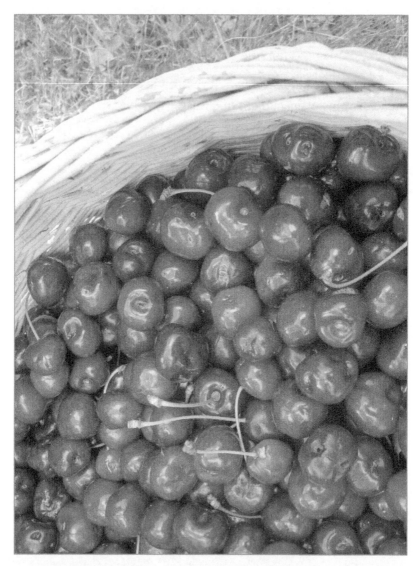

☺ Le magnésium dans le millet, le basilic, le pavot, les graines de tournesol, le quinoa, les graines de citrouille, le riz complet, les orties, les amandes, les algues, la bette, les

... inflammations, des plaies, des blessures ?

épinards, la marjolaine, la sauge, l'ananas, la papaye, l'avocat, etc.

- ☺ Le brocoli
- ☺ Les épinards
- ☺ Le gingembre
- ☺ L'ail
- ☺ L'oignon
- ☺ Le curcuma
- ☺ La papaye (verte, pas mûre)
- ☺ L'ananas (vert, pas mûr)
- ☺ La mangue (verte, pas mûre)
- ☺ Les baies, plus elles sont noires, mieux c'est
- ☺ L'huile de palme, y compris pour les plaies ouvertes infectées
- ☺ L'huile de coco
- ☺ La nigelle
- ☺ Le piment
- ☺ Les produits à base d'okra dont le jus de feuilles d'okra pour les plaies ouvertes infectées
- ☺ Le miel
- ☺ La graine de palme
- ☺ L'achillée
- ☺ La myrte

... rhume, rhume des foins, maux de gorge, toux ?

3.14 Quels aliments contre les coups de froid, les rhumes, les maux de gorge et la toux ?

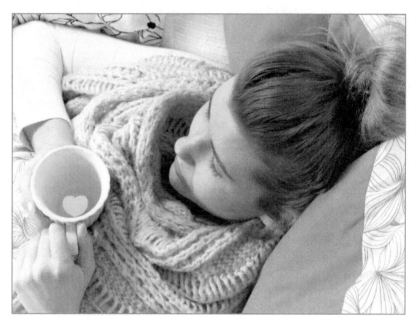

Le gingembre frais mélangé à du citron frais, c'est ce que je préfère. Je n'ai besoin de rien d'autre, puisque je suis les autres règles, comme la consommation de produits basiques et vitaminés.

- ☺ Un abandon total des produits laitiers
- ☺ Les aliments basiques (cf. liste du chapitre 2.12)
- ☺ Les aliments amers comme le chou frisé, le brocoli, le pissenlit, etc. (chapitre 2.11). Ils revigorent !
- ☺ Le moringa

... rhume, rhume des foins, maux de gorge, toux ?

☺ Les produits issus de l'okra

☺ Les pépins d'okra, sêchés, qui font baisser la fièvre chez les enfants

☺ *Le gingembre*, de préférence cru, très efficace contre les maux de gorge et le nez bouché. Le gingembre permet d'éviter presque à coup sûr le rhume, si on en mange avant qu'il ne se déclare. Le gingembre assure aussi une protection face aux infections virales, et ainsi, qui mange du gingembre est immunisé aux rhumes. Grâce à lui, je n'ai presque jamais de coup de froid.

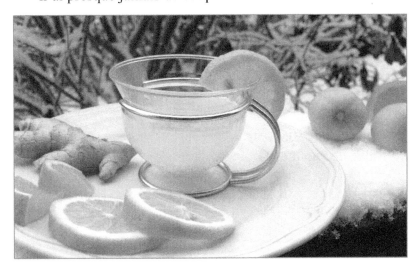

☺ L'oignon

☺ Le ginseng

☺ Les produits issus de l'onagre

☺ Le piment

☺ L'ail

Quels aliments aident à lutter contre ...

- ☺ L'umckaloabo
- ☺ Le thym
- ☺ Le miel (nature)
- ☺ La nigelle
- ☺ La myrte
- ☺ La capucine
- ☺ Les agrumes
- ☺ Le citron
- ☺ Les aliments riches en vitamine A
- ☺ La vitamine C
- ☺ La vitamine D
- ☺ Le zinc contenu dans la viande de bœuf
- ☺ ***L'argousier*** : les baies d'argousier contiennent dix fois plus de vitamine C que les agrumes

... rhume, rhume des foins, maux de gorge, toux ?

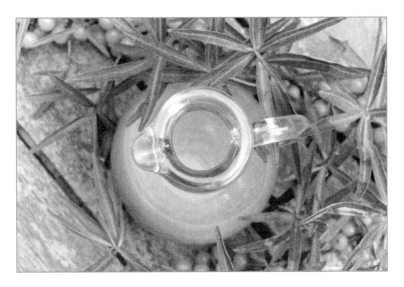

☺ Le sureau
☺ Les baies, plus elles sont noires, mieux c'est

3.15 Quels aliments préviennent / agissent contre la fièvre ?

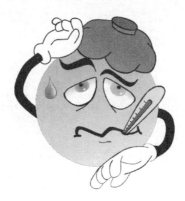

- ☺ Les aliments basiques (cf. liste du chapitre 2.12)
- ☺ Les aliments amers comme le chou frisé, le brocoli, etc. (chapitre 2.11)
- ☺ Le moringa
- ☺ Les soupes à base d'ingrédients basiques et amers
- ☺ Les aliments contenant des huiles essentielles
- ☺ Un abandon des produits laitiers
- ☺ Le gingembre
- ☺ L'oignon
- ☺ L'ail
- ☺ Les produits issus de l'onagre
- ☺ Les piments
- ☺ L'umckaloabo

... Fièvre ?

☺ Le miel (nature)

☺ *Le thym*

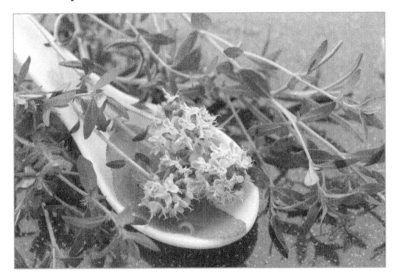

☺ La nigelle

☺ La myrte

☺ La capucine

☺ Les feuilles de manioc

☺ Les feuilles et l'écorce de mangue

☺ La mangue (verte, pas mûre)

☺ Les feuilles de goyave

☺ Les produits issus de la papaye

☺ Le citron (de préférence encore vert)

☺ Les baies

☺ Le jus de sureau

3.16 Quels aliments contre la chute de cheveux et le grisonnement précoce ?

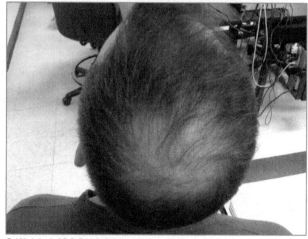

© Welshsk [CC BY 3.0 (https://creativecommons.org/licenses/by/3.0)]

- ☺ Les aliments basiques (cf. liste du chapitre 2.12)
- ☺ Les aliments amers comme le chou frisé, le brocoli, etc. (chapitre 2.11)
- ☺ Les aliments riches en silicium : millet, orge, avoine, ortie. Le silicium est *le* minéral des cheveux sains, brillants et denses.
- ☺ Le gingembre (beaucoup)
- ☺ L'oignon (beaucoup)
- ☺ L'ail (beaucoup et quotidiennement pour de bons effets), il retarde très bien l'apparition de cheveux blancs

... perte de cheveux et grisonnement prématuré ?

- ☺ Les carottes
- ☺ Le soja
- ☺ Les algues comme l'aramé, le **wakamé**, l'hijiki

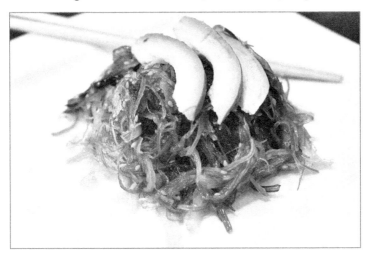

- ☺ Les produits issus de l'okra
- ☺ Une nourriture épicée à base de piment fort, de gingembre, d'ail, d'oignon
- ☺ Les graines de lin
- ☺ Le pavot
- ☺ Les omégas 3
- ☺ La noix
- ☺ Le mucilage (chair de la cabosse de cacao)
- ☺ La banane plantain
- ☺ La racine de manioc
- ☺ Les feuilles de manioc

Quels aliments aident à lutter contre ...

☺ La patate douce

3.17 Quels aliments contre les problèmes de peau : impuretés, boutons, cellulite, psoriasis ?

La peau est le reflet de la santé.

En observant la qualité de la peau de quelqu'un, on peut deviner ce qu'il mange. Une mauvaise alimentation, les produits chimiques contenus dans les produits de beauté ainsi que le stress détruisent notre peau. Nombre de personnes disent que les Africains ne vieillissent pas vite et ont des rides très tard, pour des raisons génétiques. On prétend que les femmes africaines ont moins de cellulite. Je ne sais pas si tout cela est (exclusivement) dû à la génétique, mais ce que je sais, c'est que les Africains mangent différemment des Occidentaux. Déjà très tôt, en Afrique, j'ai appris que l'alimentation influence énormément notre peau. Quand j'étais enfant, je savais déjà que la peau a besoin de se nourrir et qu'elle se nourrit de ce que nous mangeons.

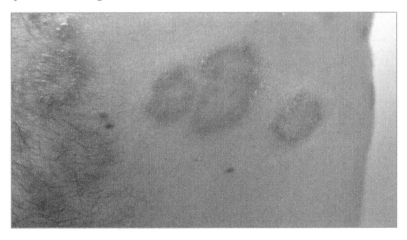

Quels aliments aident à lutter contre ...

Les aliments naturels suivant font du bien à notre peau :
- ☺ Les aliments basiques (cf. liste du chapitre 2.12)
- ☺ Les aliments amers comme le chou frisé, le brocoli, etc. (chapitre 2.11)
- ☺ Le moringa
- ☺ L'huile de palme et la noix de palme (très efficace)
- ☺ La noix de coco, l'huile de coco, le beurre de coco
- ☺ Le beurre de cacao (très efficace)
- ☺ L'avocat
- ☺ *Le beurre de karité* (non raffiné)

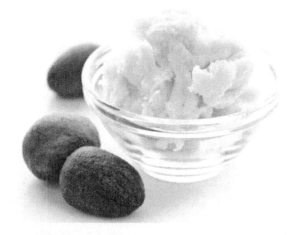

- ☺ Les omégas 3
- ☺ Le gingembre
- ☺ L'ail
- ☺ La nigelle

... problèmes de peau, de boutons, de cellulite, de psoriasis ?

- ☺ Les pépins d'okra pour une peau pure
- ☺ La papaye, aussi comme masque pour le visage
- ☺ Les pépins de papaye moulus, très efficaces contre la cellulite
- ☺ L'ananas, aussi comme masque pour le visage
- ☺ Les feuilles, la pulpe et la tige d'ananas moulus ensemble comme peeling
- ☺ La noix de kola
- ☺ La noix de bittercola
- ☺ Les baies, plus elles sont noires, mieux c'est (le sureau par exemple : dans un reportage du *Monde* le 12 juin 2012, la dermatolgue et professeure dans le domaine de la santé à l'université de Cobourg, Michaela Axt-Gadermann, explique qu'« un verre de jus de sureau a un potentiel protecteur équivalent à celui de 14 verres de jus de raisin et de 55 verres de jus de pomme »)

Quels aliments aident à lutter contre ...

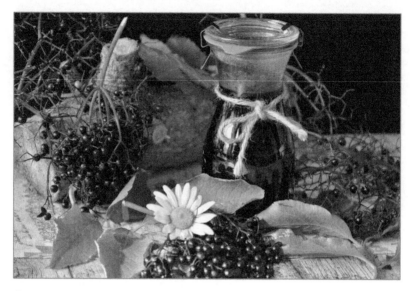

- ☺ Le sorgho
- ☺ Les antioxydants protégeant les cellules (aliments riches en vitamines A, C et E)
- ☺ Le sélénium
- ☺ Le silicium
- ☺ Le romarin
- ☺ Le pissenlit
- ☺ Le brocoli (très efficace)
- ☺ Les épinards
- ☺ Les tomates et les carottes (contenant des carotinoïdes)
- ☺ La banane plantain
- ☺ La racine de manioc
- ☺ Les feuiles de manioc

... problèmes de peau, de boutons, de cellulite, de psoriasis ?

- ☺ La patate douce
- ☺ La mangue
- ☺ Le saba-saba (corossol ou graviola)
- ☺ Le kaolin (argile médicamenteuse)
- ☺ Le kaolin avec des extraits de piments, utilisé comme crème de massage, mais pas pour le visage (puisque ça peut légèrement brûler). Bon pour purifier la peau des points noirs et de la saleté. Très efficace contre la cellulite.

3.18 Quels aliments contre les maladies cardiovasculaires et les infarctus ?

Les maladies cardiovasculaires sont typiques des pays industrialisés, des maladies de la richesse, étroitement liées à la mauvaise alimentation et au mauvais mode de vie. Elles occupent d'ores et déjà la première place dans la liste des causes de décès.

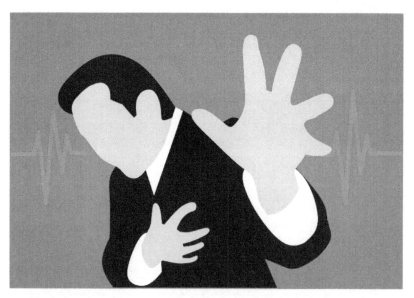

Je me souviens, lorsque j'étais encore petit, que les Camerounais fortunés se plaisaient à raconter qu'ils étaient atteints de ces maladies. C'était un signe qu'ils étaient civilisés et qu'ils vivaient comme les Européens. Ils ne mangeaient que très peu d'aliments du Cameroun, n'achetaient que des produits transformés venus d'Europe dans les supermarchés et

... maladies cardiovasculaires et infarctus du myocarde ?

commençaient à consommer du pain blanc, de la charcuterie et du lait au petit déjeuner. Toutes sortes de produits laitiers remplaçaient les légumes, les céréales, les herbes, les légumineuses, etc. L'huile de tournesol européenne remplaçait les bonnes huiles d'arachide et de palme camerounaises. C'est la raison pour laquelle ces maladies n'apparaissaient que dans cette classe sociale. Quelques-uns que je connaissais bien ont à nouveau modifié leurs habitudes alimentaires pour recommencer à manger « africain », et ils se sont mis à aller mieux. A l'époque, pour mon professeur, c'était la preuve que l'alimentation moderne est la pierre angulaire des problèmes cardiaques.

La médecine moderne ne parvient pas à empêcher ces maladies. Pourquoi ne reculent-elles pas malgré les possibilités de la médecine actuelle ? Parce que nous nous nourrissons mal :

Consommation excessive de produits transformés – comme la pizza, les chips, les sucreries, la charcuterie, les sucres raffinés, les produits à base de farine blanche, les colorants, les exhausteurs de goût, les produits laitiers, les aliments pauvres en vitamines et en minéraux, etc.

Quels aliments aident à lutter contre ...

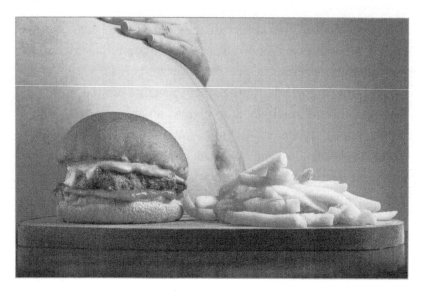

Une bonne alimentation peut permettre de prévenir et d'agir avec succès contre les maladies cardiaques. Voici quelques-uns de ces aliments :

☺ Les aliments basiques (cf. liste du chapitre 2.12)

☺ Les aliments amers comme le chou frisé, le brocoli, etc. (chapitre 2.11)

☺ Le moringa

☺ L'avocat (excellent)

☺ *Le gingembre*

☺ *L'oignon*

☺ *L'ail*

☺ *La citrouille*

... maladies cardiovasculaires et infarctus du myocarde ?

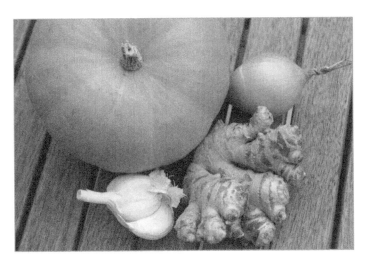

- ☺ Le café
- ☺ Les grains de café
- ☺ Les cabosses et fèves de cacao
- ☺ La noix de kola
- ☺ La noix de bittercola
- ☺ La vitamine D
- ☺ Les produits à base d'okra
- ☺ La banane plantain
- ☺ La racine de manioc
- ☺ Les feuilles de manioc
- ☺ L'igname
- ☺ Le djansang
- ☺ Le piment
- ☺ L'ananas

Quels aliments aident à lutter contre ...

- ☺ La papaye
- ☺ La mangue naturelle
- ☺ Le safou (prune africaine)
- ☺ Les baies
- ☺ Les huiles bonnes et saines qui protègent le cœur comme l'huile de coco, l'huile d'olive, l'huile d'arachide, etc.
- ☺ Les omégas 3 (saumon, maquereau, etc.)
- ☺ Les noix
- ☺ Les carottes
- ☺ Le céleri
- ☺ Les agrumes

3.19 Quels aliments contre l'impuissance, la perte de désir et les troubles érectils ?

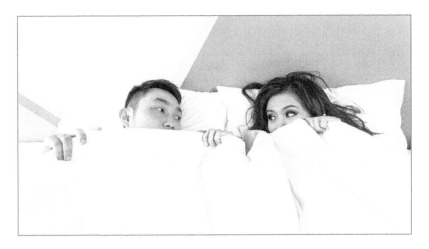

- ☺ Les produits laitiers favorisent l'impuissance
- ☺ Les aliments basiques (cf. liste du chapitre 2.12)
- ☺ Les aliments amers comme le chou frisé, le brocoli, etc. (chapitre 2.11)
- ☺ Le moringa
- ☺ Le piment
- ☺ Le gingembre
- ☺ Le ginseng
- ☺ L'oignon
- ☺ L'okra, très efficace

Quels aliments aident à lutter contre ...

- ☺ La noix de kola
- ☺ La noix de bittercola
- ☺ La cola des singes
- ☺ *L'ail*
- ☺ *Le bœuf*, de préférence bio

... impuissance, manque de désir et troubles de l'érection ?

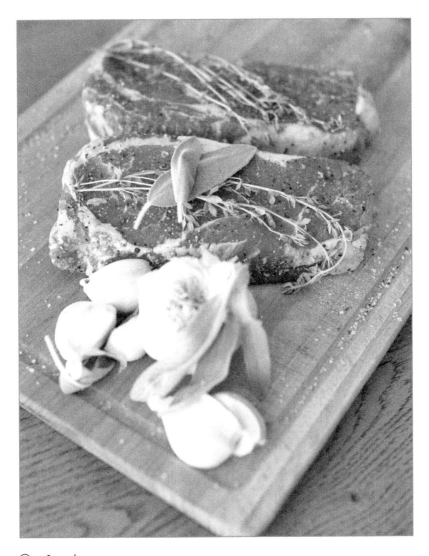

- ☺ Le zinc
- ☺ Les haricots rouges
- ☺ Les huîtres (riches en zinc)
- ☺ Les haricots

Quels aliments aident à lutter contre ...

- ☺ Le magnésium
- ☺ La vitamine D
- ☺ Le brocoli
- ☺ Les noix
- ☺ La fève de cacao
- ☺ L'avocat
- ☺ La racine de persil (persil tubéreux)
- ☺ Les omégas 3
- ☺ Les bonnes huiles végétales saines (l'huile de palme est très bien pour cela, l'huile de coco, etc.)
- ☺ La racine de yohimbe
- ☺ La racine de manioc
- ☺ Les feuilles de manioc
- ☺ La banane plantain
- ☺ La maca

3.20 Quels aliments préviennent le cancer ?

Juste après les maladies cardiovasculaires, c'est le cancer qui est la cause de décès la plus fréquente dans le monde occidental. De la même façon que pour les problèmes cardiaques, la nourriture joue un rôle essentiel quant au cancer. De nombreuses études scientifiques ont prouvé qu'une alimentation saine peut prévenir le cancer ou très bien accompagner une thérapie contre celui-ci.

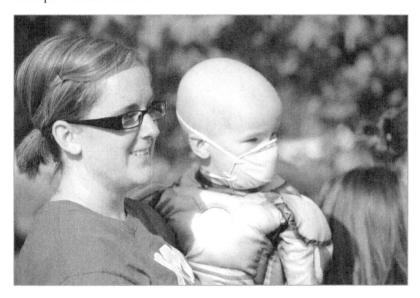

Voici quelques-uns de ces aliments :

- ☺ A éviter : le lait et ses dérivés. Dans l'ensemble, il convient d'abandonner la consommation de produits laitiers.
- ☺ Les aliments basiques (cf. liste du chapitre 2.12)

Quels aliments aident à lutter contre ...

- ☺ Les aliments amers comme le chou frisé, le brocoli, etc. (chapitre 2.11)
- ☺ Le moringa
- ☺ **_Un remède miracle contre le cancer ? Le graviola_** (corossol) très efficace, y compris ses feuilles

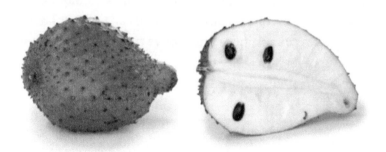

- ☺ Le gingembre (très efficace)
- ☺ L'ail
- ☺ L'oignon
- ☺ Le piment fort
- ☺ Les baies, plus elles sont noires, mieux c'est
- ☺ L'ananas
- ☺ Les champignons
- ☺ La papaye
- ☺ La noix de coco
- ☺ La noix de kola
- ☺ La banane plantain
- ☺ Le manioc et ses dérivés
- ☺ Les graines de citrouille (citrouilles naturelle)

☺ *La goyave*

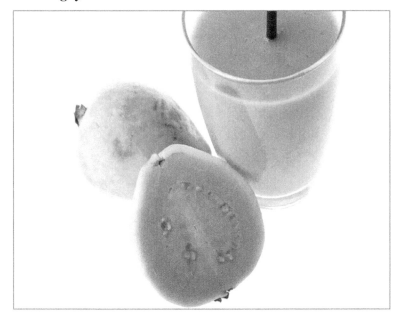

☺ Le curcuma
☺ La vitamin D
☺ Le zinc
☺ Le sélénium
☺ La tomate
☺ Les omégas 3
☺ Une bonne huile végétalel
☺ Les mangues sauvages camerounaises
☺ Le safou (prune africaine)
☺ Les feuilles de citrouille
☺ La citrouille
☺ Le soja

3.21 Quels aliments contre les infections gastro-intestinales ?

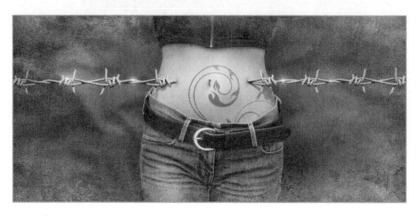

- ☺ Les aliments basiques (cf. liste du chapitre 2.12)
- ☺ Les aliments amers comme le chou frisé, le brocoli, etc. (chapitre 2.11)
- ☺ Le moringa
- ☺ L'infusion à base de feuilles et d'écorce de mangue
- ☺ L'infusion à base de feuilles et d'écorce de goyave
- ☺ La mangue verte, pas encore mûre
- ☺ L'ananas
- ☺ La papaye verte
- ☺ Les pépins de papaye
- ☺ La mangue (de préférence naturelle)
- ☺ L'avocat
- ☺ L'huile de palme et autres bonnes huiles

... Infections gastro-intestinales ?

- ☺ Le sodium
- ☺ Le calcium
- ☺ Le saba-saba (corossol ou graviola), très efficace
- ☺ La banane plantain
- ☺ La banane
- ☺ Le manioc
- ☺ Les feuilles de manioc
- ☺ La patate douce
- ☺ Les fibres
- ☺ ***Le zeste d'agrumes***
- ☺ L'écorce de psyllium
- ☺ Les graines de lin
- ☺ Les pommes
- ☺ Le gingembre
- ☺ Le gombo
- ☺ Les feuilles de gombo
- ☺ La tisane aux feuilles d'okra
- ☺ Le sorgho
- ☺ L'achillée

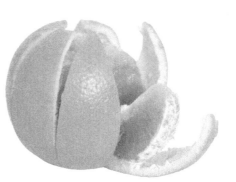

3.22 Quels aliments contre les douleurs menstruelles ?

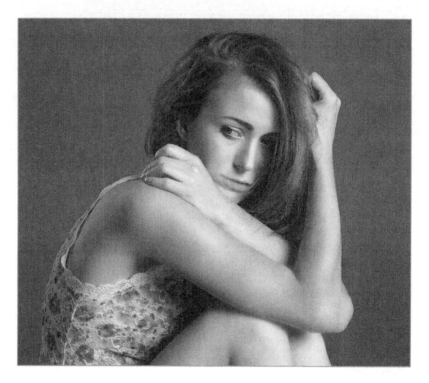

- ☺ Très important : l'abandon du lait, des produits laitiers et des plats préparés
- ☺ Les aliments basiques (cf. liste du chapitre 2.12
- ☺ Les aliments amers comme le chou frisé, le brocoli, etc. (chapitre 2.11)
- ☺ Le moringa
- ☺ Les produits à base d'okra (efficaces)
- ☺ Le ndolé

... Douleurs menstruelles ?

- ☺ L'ananas
- ☺ La papaye
- ☺ Les omégas 3
- ☺ *De l'huile végétale saine* (en bonne quantité, très efficace)

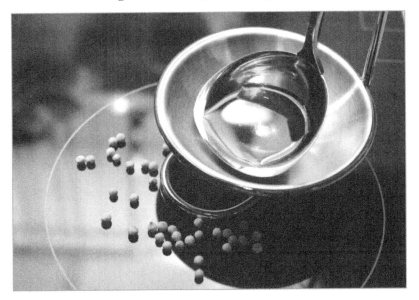

- ☺ L'huile de palme (nature), en consommer un peu, crue
- ☺ La viande bio
- ☺ Le poisson
- ☺ Le magnésium
- ☺ La vitamine E
- ☺ Les légumineuses
- ☺ Les noix
- ☺ Le mucilage (chair de la cabosse de cacao)

Quels aliments aident à lutter contre ...

- ☺ Le saba-saba
- ☺ Le gingembre
- ☺ Le piment fort
- ☺ Les aliments riches en huiles essentielles
- ☺ Le curcuma
- ☺ ***L'achillée***

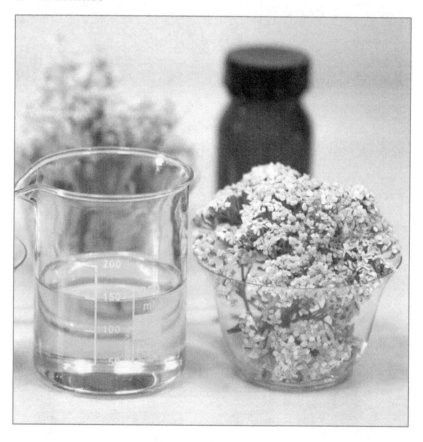

3.23 Quels aliments contre la migraine et les maux de tête ?

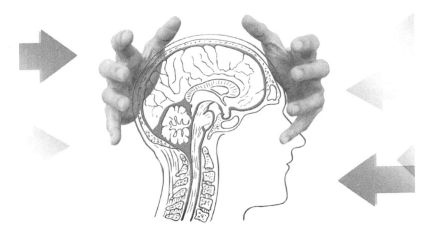

- ☺ L'abandon du lait, des produits laitiers et de leurs dérivés
- ☺ Les aliments basiques (cf. liste du chapitre 2.12)
- ☺ Les aliments amers comme le chou frisé, le brocoli, etc. (chapitre 2.11)
- ☺ Le moringa
- ☺ Les protéines
- ☺ De l'huile végétale saine (abondamment)
- ☺ Les omégas 3
- ☺ L'onagre
- ☺ La vanille et l'extrait de vanille (contenant de l'eugénole et de l'huile essentielle)
- ☺ La limette et le citron

Quels aliments aident à lutter contre ...

☺ Le magnésium

☺ La vitamine B

☺ La vitamine E

☺ La nigelle

☺ Le gingembre

☺ L'oignon

☺ *L'ail*

☺ *La sauge*

☺ *Le thym*

☺ *Le curcuma*

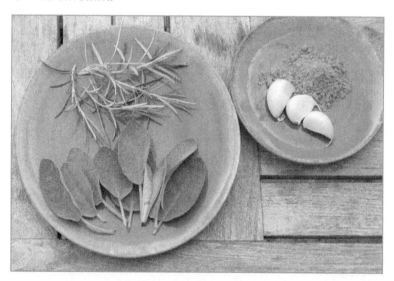

☺ L'ananas (mûr)

☺ La mangue (mûre)

☺ La papaye (mûre)

... migraines et maux de tête ?

☺ Les baies

☺ La goyave

☺ Les agrumes

☺ *La banane plantain sucrée, frite*

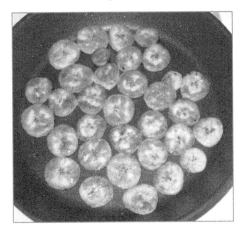

☺ Le piment

☺ Le curry

☺ Le paprika

☺ Les aliments riches en huiles essentielles

☺ La patate douce

*** Ne pas oublier : on lit partout que le thé est bon, mais trop de thé donne la migraine (selon mon professeur au Cameroun). Tu verras que ceux qui boivent beaucoup de thé ont le plus de migraines. Il en va de même avec le jus de fruits.

Ceux qui mangent peu de viande (bœuf, poulet, etc.) et de poisson souffrent plus fréquemment de migraines.

3.24 Quels aliments contre la fatigue et l'apathie ?

☺ Les aliments basiques (cf. liste du chapitre 2.12)
☺ Les aliments amers comme le chou frisé, le brocoli, etc. (chapitre 2.11)
☺ Le moringa
☺ Le piment
☺ Le gingembre
☺ Le ginseng
☺ L'ail (peut même doper)
☺ L'oignon
☺ Un mélange de gingembre, d'oignon et d'ail agit très bien
☺ Les aliments riches en antioxydants
☺ Le potassium
☺ La consoude
☺ La noix de kola (très efficace)
☺ La noix de bittercola (très efficace)
☺ Les grains de café
☺ Le mucilage (chair de la cabosse de cacao)
☺ La fève de cacao
☺ L'ananas

... fatigue et manque d'énergie ?

- ☺ La papaye
- ☺ La goyave
- ☺ La mangue (naturelle)
- ☺ Les agrumes
- ☺ *Les jus frais*, de préférence mélangés

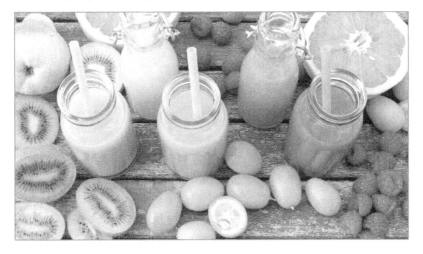

- ☺ Les noix
- ☺ De la bonne huile végétale saine
- ☺ Les omégas 3
- ☺ La banane
- ☺ La banane plantain
- ☺ La viande de bœuf et la volaille
- ☺ Le poisson
- ☺ Les aliments riches en acides aminés (noix, soja, céréales, maïs)

Quels aliments aident à lutter contre ...

☺ Les aliments riches en vitamines B, C, D, E

☺ Les aliments riches en sélénium

☺ ***Les aliments riches en zinc***

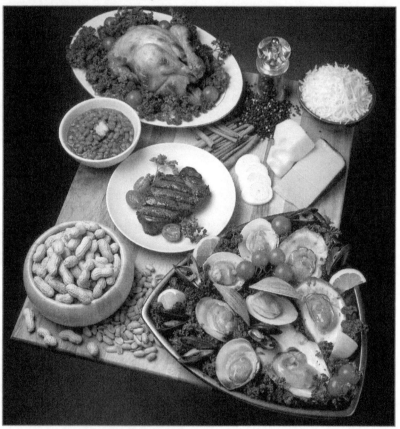

☺ Les aliments riches en calcium

☺ Les aliments riches en fer

3.25 Quels aliments contre la mauvaise haleine ?

Vous allez vous rendre compte que ceux qui ont souvent mauvaise haleine se lavent souvent les dents de toutes les façons possibles, mais le problème est qu'ils utilisent pour cela divers produits chimiques (dans le dentifrice ou le bain de bouche). En faisant cela, ils détruisent la flore buccale et tuent les bactéries aérobies, qui luttent pourtant aussi contre la mauvaise haleine, pour laisser la place à des bactéries putrides. Cela se produit en raison d'une mauvaise alimentation et d'une hygiène dentaire insuffisante.

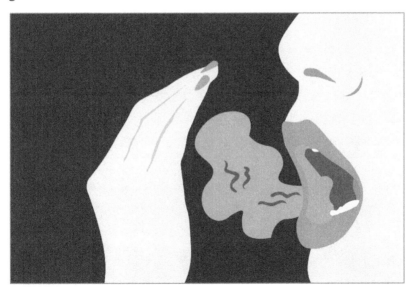

Ce que nous mangeons et buvons peut influer sur la mauvaise haleine.

Ces remèdes peuvent aider :

Quels aliments aident à lutter contre …

- ☺ Les aliments basiques (cf. liste du chapitre 2.12)
- ☺ Les aliments amers comme le chou frisé, le brocoli, etc. (chapitre 2.11)
- ☺ L'abandon des produits laitiers (les personnes qui consomment beaucoup de produits laitiers ont très mauvaise haleine)
- ☺ Eviter de se laver la bouche et les dents excessivement avec des produits chimiques. Il ne faut pas oublier que le dentifrice est chimique.
- ☺ Utiliser peu de bain de bouche
- ☺ Utiliser un dentifrice sans composants synthétiques superflus, de préférence sans fluor (il ne s'agit pas d'aliments dans ces points, mais ils restent importants à mentionner)
- ☺ Le moringa
- ☺ Le ginseng
- ☺ La noix de kola, la noix de bittercola
- ☺ Les feuilles de menthe

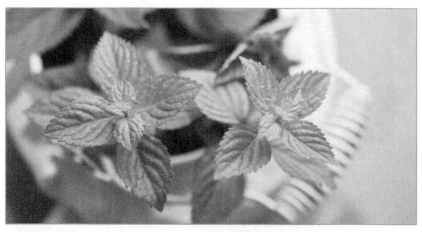

- ☺ L'eau

... mauvaise haleine ?

- ☺ L'aloe vera
- ☺ L'huile de coco
- ☺ La citronnelle
- ☺ Les agrumes
- ☺ Le citron, de préférence chaud

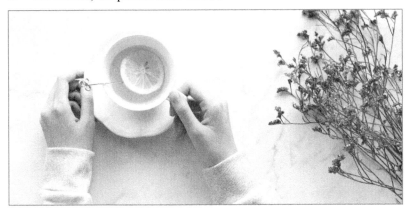

- ☺ Les infusions à la citronnelle, au gingembre
- ☺ Manger du gingembre, attendre 5 minutes puis se rincer la bouche
- ☺ Le thé au gingembre
- ☺ L'ananas
- ☺ La pomme
- ☺ Le raisin
- ☺ Le persil
- ☺ Le thym
- ☺ La sauge
- ☺ Le fenouil
- ☺ L'aneth
- ☺ Le zinc

- ☺ Une bonne huile végétale saine comme l'huile d'olive (abondamment, y compris comme bain de bouche)
- ☺ L'argile africaine

3.26 Quels aliments contre les douleurs musculaires ou nerveuses et les rhumatismes ?

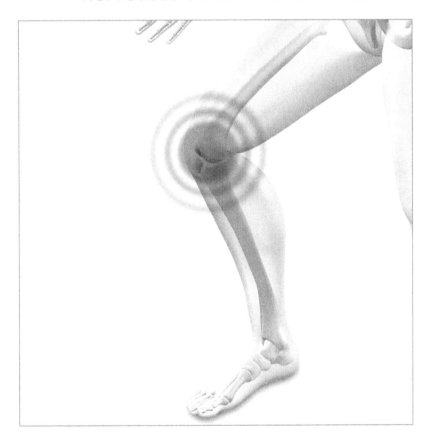

- ☺ Les aliments basiques (cf. liste du chapitre 2.12)
- ☺ Les aliments amers comme le chou frisé, le brocoli, etc. (chapitre 2.11)
- ☺ Le moringa

- ☺ Les omégas 3 (abondamment, ils peuvent devenir très efficaces avec le temps)
- ☺ Le piment, contenant de la capsaïcine, également très efficace comme crème contre les douleurs musculaires
- ☺ Le piment, le kaolin, l'huile de palme (et/ou la noix de palme moulue, je recommande également une autre bonne huile comme l'huile de coco) : une super crème de massage, excellente thérapie thermale pour les douleurs musculaires, nerveuses. Des effets secondaires (légère sensation de brûlure, toux, irritation cutanée locale) peuvent apparaître, mais ils disparaissent rapidement.
- ☺ Les bonnes huiles végétales comme l'huile d'olive, l'huile de colza, l'huile de coco, l'huile d'arachide, l'huile de palme
- ☺ Le pain de singe (fruit du baobab)
- ☺ La viande
- ☺ La volaille
- ☺ Les aliments riches en huiles essentielles et les herbes

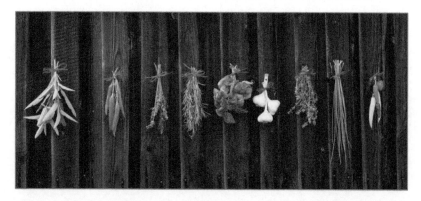

... douleurs musculaires, nerveuses et rhumatismes ?

- ☺ Le gingembre
- ☺ L'ail
- ☺ Le ginseng
- ☺ L'oignon
- ☺ Le pissenlit
- ☺ Le beurre de karité pour les massages
- ☺ La noix de bittercola
- ☺ Le potassium
- ☺ *La noix de kola*

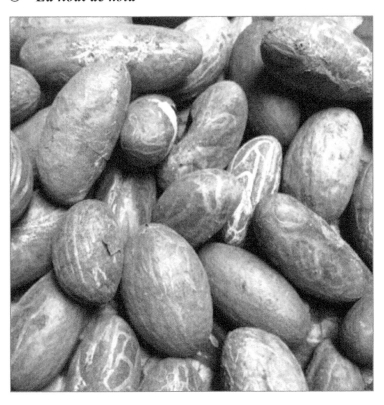

3.27 Quels aliments contre l'ostéoporose

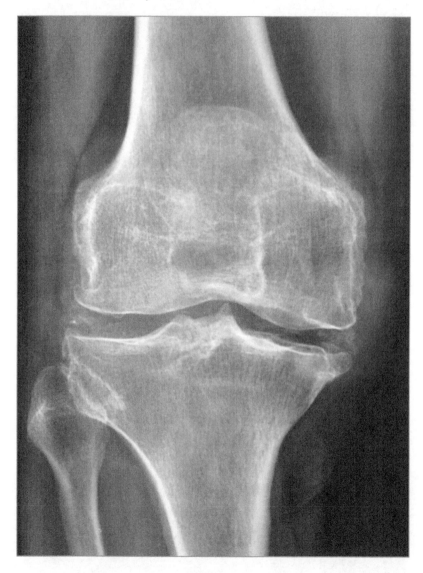

☺ Les aliments basiques (cf. liste du chapitre 2.12)

☺ Les aliments amers comme le chou frisé, le brocoli, etc. (chapitre 2.11)

☺ Le sorgho (très efficace)

☺ Le moringa

☺ Les aliments riches en calcium, en ***magnésium***, en zinc, en vanadium, en bore, et en d'autres minéraux

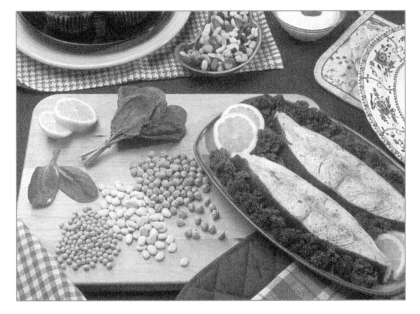

☺ La consoude

☺ Les produits à base de manioc

☺ La mangue

☺ L'ananas

☺ La papaye

Quels aliments aident à lutter contre ...

☺ Une bonne huile végétale saine (abondamment)
☺ Les légumineuses
☺ Les noix
☺ La banane plantain
☺ L'igname
☺ Les vitamines A et D
☺ ***Les herbes vertes comme le persil et la ciboulette***

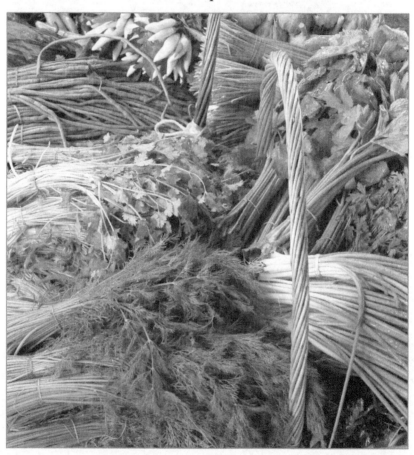

3.28 Quels aliments contre la maladie de Parkinson ?

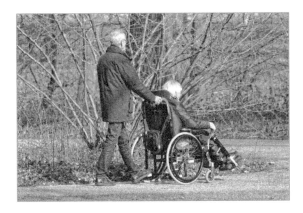

- ☺ Les aliments basiques (cf. liste du chapitre 2.12)
- ☺ Les aliments amers comme le chou frisé, le brocoli, etc. (chapitre 2.11)
- ☺ Le moringa
- ☺ Une alimentation riche en flavonoïdes (raisin, pomme, cerises, baies, poire, prunes, aubergine, chou frisé, oignon)
- ☺ Selon des études scientifiques, les fruits rouges, qui réduisent jusqu'à 40% le risque de maladie cérébrale : fraise, myrtille, framboise, sureau et canneberge. Leur mélange accroît leur efficacité.
- ☺ Le curcuma
- ☺ Le café
- ☺ Le cacao (en fève ou moulu)
- ☺ Les haricots rouges

Quels aliments aident à lutter contre ...

☺ Le vocanga africana

☺ La papaye

☺ L'ananas

☺ Les bonnes huiles végétales comme l'huile de coco, l'huile d'olive, l'huile de colza, etc. (abondamment)

☺ L'avocat

☺ Les piments forts

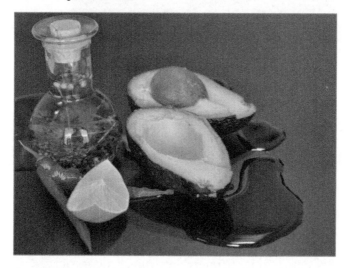

☺ Les omégas 3

☺ Le romarin

☺ Le gingembre

☺ Le ginseng

☺ L'oignon

☺ L'ail

3.29 Quels aliments contre le stress ?

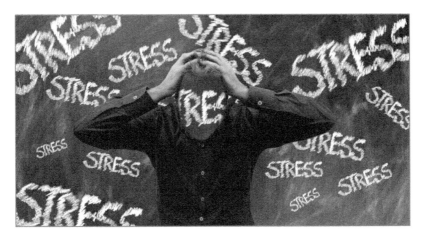

- ☺ Les aliments basiques (cf. liste du chapitre 2.12)
- ☺ Les aliments amers comme le chou frisé, le brocoli, etc. (chapitre 2.11)
- ☺ Le moringa
- ☺ Le complexe de vitamines B (viande, pommes de terre, brocolis, épinards, chou frisé), B1, B6 et B12
- ☺ *La vitamine D*
- ☺ *Le magnésium*
- ☺ *Le zinc*
- ☺ *Le calcium*
- ☺ *Le potassium*

Quels aliments aident à lutter contre ...

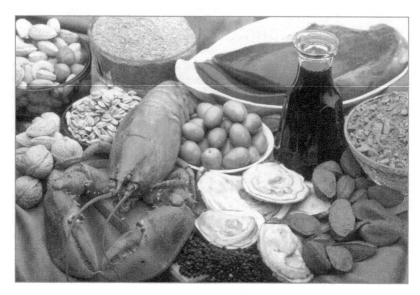

- ☺ La noix du Brésil, *la* source de sélénium
- ☺ Le quinoa
- ☺ L'amarante
- ☺ La banane plantain
- ☺ La patate douce
- ☺ L'igname
- ☺ La racine de manioc
- ☺ Le cacao
- ☺ La banane
- ☺ Le ginseng
- ☺ L'ananas
- ☺ La chair de noix de coco
- ☺ L'eau de coco

... Stress ?

☺ Les omégas 3
☺ Une bonne huile végétale
☺ Le kaolin
☺ La noix de kola
☺ La noix bittercola
☺ Le vin de palme
☺ Les pépins de palme
☺ Le maïs
☺ ***Le miel***
☺ ***Les agrumes***
☺ ***Le gingembre***

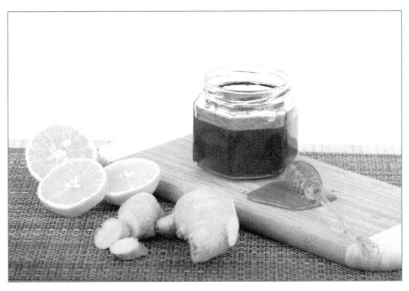

3.30 Quels aliments contre la nausée ?

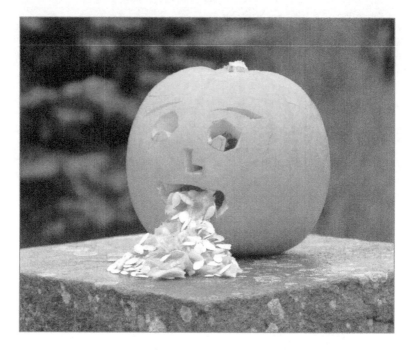

- ☺ Les aliments basiques (cf. liste du chapitre 2.12)
- ☺ Les aliments amers comme le chou frisé, le brocoli, etc. (chapitre 2.11)
- ☺ Le kaolin (argile), très apprécié par les femmes enceintes africaines, très efficace contre les nausées de la grossesse
- ☺ Le moringa
- ☺ Le sel
- ☺ Le gingembre
- ☺ Le ginseng
- ☺ La menthe

... Stress ?

- ☺ L'achillée
- ☺ La noix de kola
- ☺ La noix bittercola
- ☺ Le manioc
- ☺ La banane plantain (verte)
- ☺ L'huile de palme rouge, de préférence mélangée avec du sel et du poivre
- ☺ *Les carottes*
- ☺ *Le piment*
- ☺ *Les agrumes*

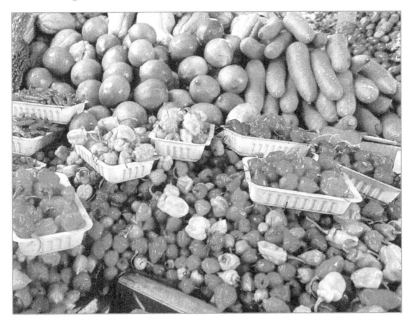

3.31 Quels aliments contre le surpoids ?

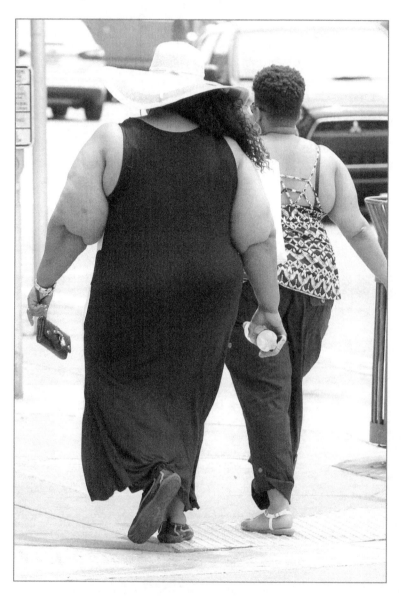

L'abandon des produits laitiers peu déjà faire diminuer le poids de façon significative.

☺ Les aliments basiques (cf. liste du chapitre 2.12)

☺ Les aliments amers comme le chou frisé, le brocoli, etc. (chapitre 2.11)

☺ Le gingembre

☺ Le ginseng

☺ L'ail

☺ Les fruits frais de la région, comme les pommes

☺ *Les légumes de toutes sortes*

☺ *Les herbes et racines fraîches*

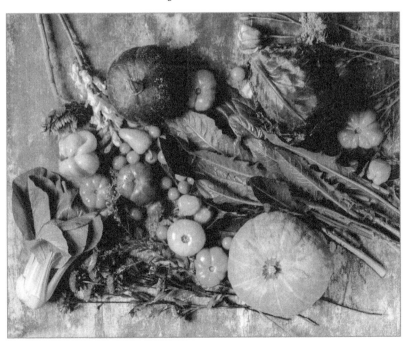

Quels aliments aident à lutter contre ...

- ☺ Les piments forts
- ☺ La noix de kola
- ☺ L'oignon
- ☺ La mangue (l'Irvingia gabonensis africain)
- ☺ L'ananas
- ☺ La papaye
- ☺ Les bonnes matières grasses comme l'huile d'olive, l'huile de colza, l'huile de noix, l'huile de coco, l'huile de palme
- ☺ Les œufs
- ☺ Les produits aux céréales complètes
- ☺ Le poisson comme la truite, la sandre, la sole, la limande, le cabillau, la perche, le carrelet, le saumon marin
- ☺ La pomme de terre
- ☺ La banane plantain
- ☺ Le manioc
- ☺ La patate douce
- ☺ Les légumineuses comme les haricots rouges, les pois chiches, les petits pois, les lentilles, le soja
- ☺ Le quinoa
- ☺ L'amarante
- ☺ Le millet
- ☺ L'argile africaine

3.32 Quels aliments contre les symptômes de la ménopause ?

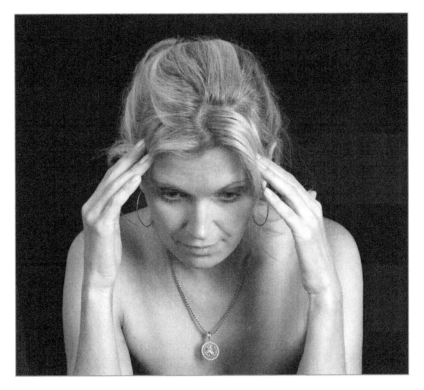

Réduis ta consommation de produits laitiers et de sucreries !

- ☺ Les aliments basiques (cf. liste du chapitre 2.12)
- ☺ Les aliments amers comme le chou frisé, le brocoli, etc. (chapitre 2.11)
- ☺ L'igname
- ☺ La patate douce

Quels aliments aident à lutter contre ...

☺ L'okra

☺ Le ndolé

☺ Une bonne huile végétale saine, abondamment

☺ **_Les omégas 3_**

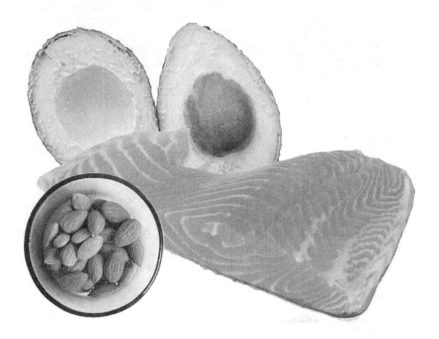

☺ Les aliments riches en minéraux

☺ Le millepertuis

☺ La maca

☺ L'argile africaine

☺ La terre

3.33 Quels aliments contre les maux de dents, les inflammations gingivales et les caries ?

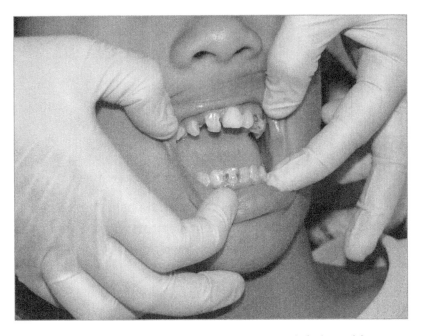

Les personnes qui mangent basique, amer et épicé ont bien moins de problèmes dentaires de toutes sortes.

Les aliments suivants peuvent aider :

☺ Les aliments basiques (cf. liste du chapitre 2.12)

☺ Les aliments amers comme le chou frisé, le brocoli, etc. (chapitre 2.11)

☺ La noix de coco et l'huile de coco arrêtent les caries

Quels aliments aident à lutter contre ...

- ☺ L'huile comme bain de bouche (huile d'olive, huile de sésame, huile de coco, etc.). La consommation d'huile peut effectivement faire chuter le risque de problèmes et autres saignements gingivaux, tout en combattant les inflammations dans la région buccale
- ☺ Le gingembre
- ☺ Le moringa
- ☺ L'oignon
- ☺ L'okra
- ☺ L'ail
- ☺ Le piment, de préférence mélangé au gingembre
- ☺ La vitamine D contre les caries, stimulant la production de peptides antibactériens (enchaînements d'acides amniés) qui réduisent la formation de bactéries provoquant des caries
- ☺ Les feuilles de goyave
- ☺ Le ginseng
- ☺ Le bain de bouche au sel
- ☺ Le clou de girofle
- ☺ L'écorce intérieure des oranges, pour blanchir les dents
- ☺ Le thym
- ☺ Le persil et sa racine
- ☺ Le jus d'herbe de blé
- ☺ Les feuilles de blé

- ☺ La myrrhe
- ☺ La vitamine A
- ☺ Suffisamment de ***vitamines*** D et ***K (légumes verts)***, importantes pour absorber le calcium

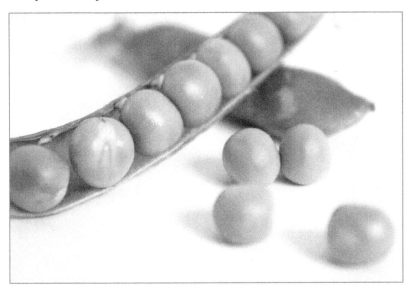

- ☺ Suffisamment de calcium, de magnésium, de zinc, de vanadium, de bore, et d'autres aliments riches en minéraux
- ☺ La consoude
- ☺ Le charbon de bois (certes pas un aliment, mais très utile en bain de bouche)

Sources

La plus grosse partie de mes sources se compose de mon apprentissage en Afrique, de mes propres expériences et études. J'ai néanmoins cherché également dans de nombreux livres, sites interne et études du monde entier pour confirmer nombre de mes connaissances et découvertes, en m'offrant de nouveaux savoirs. En voici les sources :

Sitographie

http://www.zentrum-der-gesundheit.de/

http://www.zentrum-der-gesundheit.de/alzheimer-naturheilverfahren-ia.html#ixzz3OvOJTmvW

http://www.zentrum-der-gesundheit.de/oelziehen.html

Sarao Carol. „Papaya for digestion"
http://www.zentrum-der-gesundheit.de/pdf/papaya_06.pdf

„Papaya Extract Thwarts Growth of Cancer Cells in Lab Tests"
http://www.zentrum-der-gesundheit.de/pdf/papaya_07.pdf

http://voceuniversale.myblog.it/archive/2013/07/27/la-piantache-combatte-il-cancro-e-di-cui-nessuno-parla-5535319.html

plantesmedicinals de coted´ivoire : http://horizon.documentation.ird.fr/exl-doc/pleins_textes/pleins_textes_5/pt5/travaux_d/06894.pdf

http://www.afriquebio.com/pages/des-remedes-par-maladie/plantes-contre-cancer-et-leucemie.html

http://asso-arec.fr/le-manioc-une-plante-meconnue/

http://www.foretcommunale-cameroun.org/download/fichetechdjansang.pdf

http://www.plantes-et-sante.fr/article/encyclopedie-phytotherapie-le-sorgho.html

http://www.guide.mboa.info/gastronomie/les-aliments/fr/visiter/rubrique/2350,la-kola-la-noix-aux-effets-miracles/1476,top-visiter.html

https://de.lifestyle.yahoo.com/avocado-ist-sie-ein-lebensretter-083000953.html

http://www.ms-life.de/ms-leben/alltag/ernaehrung/enzuendungshemmend/

Dr. Dietmar Kowertz http://www.fid-gesundheitswissen.de/loewenzahn-tut-ihrer-haut-gut/105010383/

Gräber R. „Entzündungen: Ursachen, Symptome, Therapien und Hausmittel" http://www.naturheilt.com/Inhalt/Entzuendung.allg.htm

„Inflammation: The Real Cause of All Disease and How to Reduce and Prevent It" http://bodyecology.com/articles/inflammation_cause_of_disease_how_to_prevent.php#.VOHQRSy9HzY

„Health Benefits of Coconut Oil" https://www.organicfacts.net/health-benefits/oils/health-benefits-of-coconut-oil.html

Mann, Denise. „Berries May Contain Potent Weapon vs. Parkinson's" http://www.webmd.com/parkinsons-disease/news/20120405/berries-may-contain-potent-weapon-vs-parkinsons?page=2

http://www.pflanzenfreunde.com/heilpflanzen/rosmarin.htm

„10 Top Foods that Cause Inflammation in Your Body"
http://bodyecology.com/articles/top_ten_foods_that_prevent_inflammation.php#.VLgtayuG8y8

http://www.whfoods.com

http://faostat3.fao.org/home/E

„Anti-hypertensive substances in fermented soybean, natto"
http://link.springer.com/article/10.1007%2FBF01088165

http://www.focus.de/gesundheit/ratgeber/herz/ernaehrung/scharfes-wirkt-wie-medizin-chili-schuetzt-das-herz-zweifach_aid_729720.html

http://www.dr-feil.com/lebensmittel/chili.html

https://www.ugb.de/serotonin/serotonin-schokolade-fischoel-kohlenhydrate/

Würzige Alzheimer-Therapie http://www.wissenschaft.de/home/-/journal_content/56/12054/1110828/

http://salicylatesensitivity.com/about/food-guide/

http://de.wikipedia.org/wiki/Juckbohne

http://www.lepoint.fr/sante/une-plante-africaine-contre-les-maladies-d-alzheimer-et-de-parkinson-10-08-2014-1852738_40.php

Geyer, H. Deutsche Sporthochschule Köln - Institut für Biochemie (Hrsg.): *Ginseng*. http://www.dopinginfo.de/rubriken/07_info/Ginseng.pdf

Bibliographie

Biedinger, Nadja. *Die Welt der Tropenpflanzen*. DuMont, 2000.

Biesalski, H. K., Köhrle, J., Schümann, K. *Vitamine, Spurenelemente und Mineralstoffe. Prävention und Therapie mit*

Mikronährstoffen. Georg Thieme Verlag, 2002.

Biesalski, H. K., Fürst, P., Kasper, H. et al. *Ernährungsmedizin. Nach dem Curriculum Ernährungsmedizin der Bundesärztekammer.* Georg Thieme Verlag, 2004.

Dingermann, T., Hiller, K., Schneider, G., Zündorf, I. *Schneider Arzneidrogen.* Elsevier Verlag, 2004.

Herold, Gerd. *Innere Medizin.* Gerd Herold Verlag, 2008.

Heseker, Helmut und Beate Heseker. **Die Nährwerttabelle.** 2. Aufl. Umschau Buchverlag, 2012.

Hiller, K. und M.F. Melzig. *Lexikon der Arzneipflanzen und Drogen.* Spektrum Akademischer Verlag, 2010.

Leitzmann, C. et al. „Vitamin D" in dies. *Ernährung in Prävention und Therapie.* Hippokrates Verlag, 2009.

Madejsky, M. *Lexikon der Frauenkräuter.* AT Verlag, 2012.

Onwueme, I.C. *The Tropical Tuber Crops.* John Wiley and Sons, 1978.

Rätsch, Christian. *Enzyklopädie der psychoaktiven Pflanzen. Botanik, Ethnopharmakologie und Anwendungen.* AT Verlag, 1998.

Servan-Schreiber, David. *Das Antikrebs-Buch. Was uns schützt: Vorbeugen und Nachsorgen mit natürlichen Mitteln.* Goldmann Verlag, 2012.

Simonsohn, Barbara. *Papaya – Heilen mit der Zauberfrucht. Ein ganzheitliches Gesundheitsbuch.* Windpferd Verlag, 2011.

Stekovics, E., J. Kospach, P. Angerer. *Atlas der erlesenen Chilis und Paprika.* Löwenzahn Verlag, 2014.

Tannis, Allison. *Feed Your Skin, Starve Your Wrinkles: Eat Your Way to Firmer, More Beautiful Skin.* Fair Winds Press, 2009.

Walker, Norman W. *Frische Frucht- und Gemüsesäfte: Gesund und lecker!* Natura Viva Verlag, 2001.

Watzl, Bernhard und Claus Leitzmann. *Bioaktive Substanzen in Lebensmitteln.* Hippokrates Verlag, 2005.

Articles scientifiques

Ahmad N *et al.* „Antimicrobial Activity of Clove Oil and its Potential in the Treatment of Vaginal Candidiasis" *J Drug Target*,13(10): 555-61, 2005.

Akbalary, T.N. et al. „Dietary Pattern and Depressive Symptoms in Middle Age" *Br J Psychiatry*, 195(5): 408-13, 2009.

Bhui, K. et al. „Bromelain inhibits nuclear factor kappa-B translocation, driving human epidermoid carcinoma A431 and melanoma A375 cells through G(2)/M arrest to apoptosis" *Mol Carcinog*, 51(3): 231-43, 2012.

M. Bousquet, M., et al. „Beneficial Effects of Dietary Omega-3 Polyunsaturated Fatty Acid on Toxin-Induced Neuronal Degeneration in an Animal Model of Parkinson's Disease" *FASEB J*, 22(4): 1213-25, 2008.

Fink, W. und G. Haidinger. „Die Häufigkeit von Gesundheitsstörungen in 10 Jahren Allgemeinpraxis" *Z Allg Med*, 83(200): 102–108, 2007.

Gómez-Pinilla, F. „Brain foods: the effects of nutrients on brain function" *Nat Rev Neurosci*, 9(7): 568-78, 2008.

Graßmann, Johanna, Renate Spitzenberger, Susanne Hippeli, Renate Vollmann, Erich F. Elstner. „Etherische Öle aus der Latschenkiefer" *Naturwissenschaftliche Rundschau*, 58(3): 127–133, 2005.

Hahn, A. und A. Ströhl. „Omega-3-Fettsäuren" *Chemie in Unserer Zeit*, 38: 310-18, 2004.

Haidvogl, M., Schuster, R., Heger, M. „Akute Bronchitis im Kindesalter. Multizentrische-Studie zur Wirksamkeit und Verträglichkeit des Phytotherapeutikums Umckaloabo" *Zeitschrift für Phytotherapie*, 17: 300-313, 1996.

He, J. et al. „Effect of Soybean Protein on Blood Pressure: A Randomized, Controlled Trial" *Ann Intern Med*, 143(1): 1-9, 2005.

König, I. „Naturnahe Atemwegstherapie: Von der Umckloabo-Droge zur Therapie von Atemwegsinfektionen" *Therapiewoche*, 19: 1123-1126, 1995.

Lee, V. et al. „Vitamin D Rejuvenates Aging Eyes by Reducing Inflammation, Clearing Amyloid Beta and Improving Visual Function" *Neurobiol Aging*, 33(10): 2382-9, 2012.

Morales, E. *et al.* „Maternal Vitamin D Status in Pregnancy and Risk of Lower Respiratory Tract Infections, Wheezing, and Asthma in Offspring" *Epidemiology*, 23(1): 64-71, 2012.

Paul, G. *et al.* „Vitamin D and Asthma" *Am J Respir Crit Care Med*, 135(2): 124-32, 2012.

Salvatore, M.F., et al. „*Helicobacter Pylori Infection Induces Parkinson's Disease Symptoms in Aged Mice*" Presentation at the 111th General Meeting for the American Society for Microbiology. May 22, 2011, New Orleans.

Stringham, J.M. et al. „The Influence of Dietary Lutein and Zeaxanthin on Visual Performance" *J Food Sci*, 75(1): R 24-9, 2010.

Vogiatzoglou, A., Smith, A.D., Nurk, E. et al. „*Dietary Sources of Vitamin B-12 and Their Association With Plasma Vitamin B-12 Concentrations in the General Population: The Hordaland Homocysteine Study*" *Am J Clin Nutr*, 89(4): 1078-87, 2009.

A propos de la vie de Dantse Dantse - Créateur de la DantseLOGIK

Être différent, voir différemment, agir différemment, pour que quelque chose de rafraîchissant se produise.

Je m'appelle Dantse Dantse, je suis originaire du Cameroun et père de cinq enfants, dont certains font déjà des études. Mes loisirs sont l'écriture, le jogging, les rêveries, l'admiration et l'amour de Dieu et de tout ce qu'il a fait.

En tant que fils aîné d'une « troupe » africaine de 8 enfants de ma mère, et comme troisième fils aîné et septième de tous les enfants de mon défunt père, qui a eu un total de 25 enfants avec trois épouses avec lesquelles il s'est officiellement marié, ma vie a toujours été un film passionnant depuis mon enfance. Tous les enfants et toutes les épouses vivaient ensemble dans une même concession, les enfants dans une maison et le père et ses épouses dans une maison séparée. Nous avons tous mangé et joué ensemble. Une femme faisait la cuisine pour tous les enfants. Nous, les enfants, avons toujours eu quelqu'un à qui parler, car chaque femme était notre mère. Si ta propre mère voyageait, l'autre mère s'occupait de toi. Il faut avoir cette expérience. C'est spécial, on apprend à partager, à aimer, avec 24 autres personnes d'une manière égale. Automatiquement, la définition des valeurs importantes, telles que donner, partager, les sentiments, l'amour, la jalousie, la patience, la compréhension, etc. reçoivent un sens différent de celui des enfants d'une famille dite « normale ». Quand on vient d'une famille comme la mienne, on apprend tellement de choses qui nous aident dans la vie. On apprend beaucoup parce qu'il faut apprendre vite pour ne pas tomber.

Ma vie a continué à être passionnante à l'âge adulte, non seulement parce que je suis le père de cinq enfants de différentes et belles femmes et de différentes cultures, mais aussi parce que j'ai fait des expériences sans limites, bonnes ou mauvaises, qui m'ont façonné. J'ai perdu de nombreuses personnes et j'en ai gagné beaucoup. J'ai vécu tant de belles choses, mais j'ai aussi eu des expériences très douloureuses. J'ai presque tout essayé dans ma vie, parce que je suis une personne qui est constamment à la recherche de nouveauté et qui n'a pas peur de prendre des risques, une personne prête à aller jusqu'au bout pour savoir ce qu'il adviendra d'une chose.

Les femmes ont toujours été ma passion, même aujourd'hui, bien qu'elles ne soient plus en si grande quantité. Une petite star que j'avais toujours été, ma propre star. Je n'avais pas besoin du succès de Robbie Williams pour être populaire chez les femmes. Les femmes ont donc été très influentes dans ma vie. L'important est que je ne me sois pas perdu, mais au contraire, j'ai constamment évolué. Beaucoup me connaissent comme quelqu'un qui pense et vit de manière anti-conventionnelle, qui est très positif, qui est un bon père, pour qui la liberté (intérieure et extérieure) est fondamentalement importante, qui croit en la bonté des hommes, malgré quelques incidents désagréables, qui est serviable et aime pardonner, bref, comme une personne qui est heureuse de la manière dont elle est, mais qui continue quand même.

Beaucoup de choses se sont passées sur le plan professionnel, depuis mes études jusqu'à aujourd'hui. J'ai fait de différentes choses et je n'ai pas toujours fait attention aux conditions-cadres, parce qu'elles freinent généralement. Je vis et travaille en Allemagne depuis plus de 25 ans et je travaille maintenant comme coach en réussite et consultant en marketing. Je conseille les gens et les entreprises quand ils ne savent pas comment continuer et progresser ! Avant le coaching, il y avait, comme je l'ai dit, beaucoup d'autres choses : études, directeur de société, commerce extérieur, fondateur d'entreprise, internet, relations publiques, et beaucoup d'autres choses.

J'avais déjà l'idée d'écrire quand j'étais enfant, mais c'est l'expérience que j'ai acquise dans mon travail de consultant et de coach qui m'a amené à mettre mon loisir en œuvre. Comme mon coaching d'inspiration africaine séduit et aide de plus en plus d'Allemands, j'ai décidé, sur les conseils d'un client, de transmettre mes expériences et mes conseils à travers mes livres.

Mon enthousiasme pour tout ce qui concerne les humains est presque évident :

1. Depuis 23 ans, je suis père et éducateur de plusieurs enfants d'origines culturelles différentes, africaines et européennes. Cela rend l'éducation de chaque enfant aussi différente, excitante que stimulante pour moi en

tant que père. Grâce à ces enfants, j'ai également rencontré de nombreux autres enfants et parents.

2. 2. Grâce à mon éducation, j'ai appris que les valeurs et la personnalité sont très importantes. Mon père, qui était très actif professionnellement en tant que politicien et haut fonctionnaire du pays, trouvait toujours le temps le week-end pour nous raconter des histoires et nous apprendre des chansons. Nous nous asseyions alors pendant des heures dans le noir sur l'herbe devant nos maisons (celle des parents et celle des enfants) et nous l'écoutions, ses histoires avait toujours un rapport avec quelque chose qui nous préoccupait ou qui nous renforcerait en tant qu'individu. Il pouvait raconter une histoire sincère à partir d'une citation de la Bible. Ces histoires sont encore dans ma tête des décennies plus tard. En Afrique, on dit qu'il faut une personne forte en tant qu'individu pour faire une société forte. L'inverse est malsain. La société serait forte, mais les gens qui la composent seraient brisés et malades. C'est pourquoi chaque enfant devrait chercher et trouver sa propre voie et ne pas toujours se plier aux diktats de la communauté. Le fait d'être seul ne signifie pas que les autres ont raison et sont du côté de la vérité simplement parce qu'ils sont nombreux. Tu peux avoir raison et eux tous torts. On ne devrait pas avoir peur de prendre le chemin que personne d'autre ne prend. On peut appeler cela un chemin exceptionnel. Cependant, ta voie est la bonne pour toi.

Les enfants, disait mon père, doivent être élevés avec des valeurs et de l'amour pour l'autonomie et l'indépendance. Les enfants doivent être élevés de manière à pouvoir séparer le bon du mauvais par leurs propres efforts, à pouvoir reconnaître ce qui est bon pour eux, afin qu'ils puissent aussi faire du bien à la société. Les enfants doivent être éduqués de manière à être heureux et à avoir la certitude que même après des moments difficiles, qui surviennent toujours dans la vie d'une personne, ils continueront néanmoins à être heureux.

Cet enseignement m'a accompagné et, avec le temps, je suis aussi devenu de plus en plus convaincu de son importance. Nous voyons dans les pays occidentaux que la société est forte, mais que beaucoup de gens sont faibles et malades.

Dans une famille aussi large, tu dois développer certaines qualités et stratégies pour attirer l'attention sur toi sans nuire aux autres. Beaucoup de choses qui vous concernent fortement se déroulent à un âge très précoce, parmi lesquelles la lutte pour la justice et l'égalité entre tous les frères et sœurs vis-à-vis de leurs parents est très importante. Car les parents n'ont pas autant de temps à te consacrer comme dans une famille de deux enfants seulement, tu dois être très attentif et résoudre certains de tes problèmes par toi-même. Cela signifie que même enfant, tu es déjà un philosophe, un psychologue et un thérapeute.

En tant que fils aîné, selon la culture africaine, j'ai dû pratiquement assumer très tôt la fonction d'éducateur (ici père et mère). J'ai aussi été spécialement formé pour cela. Le mieux, c'est que les enfants les plus âgés ont été formés à ne pas faire de différence entre les sexes afin qu'ils puissent assumer la fonction de papa et de maman en même temps. Cela signifie que je suis papa et maman depuis l'âge de 10 ans. Et aujourd'hui, je suis très heureux d'avoir vécu ces expériences et d'avoir eu la chance d'éduquer mes jeunes frères et sœurs et d'avoir pu apprendre beaucoup d'eux. Tout cela m'a beaucoup aidé à éduquer mes propres enfants. J'ai beaucoup appris de ces expériences et j'ai acquis beaucoup de connaissances que l'on peut difficilement apprendre dans les livres.

3. En tant que coach et conseiller, j'ai accompagné de nombreuses personnes, femmes, hommes, couples, enfants de différents continents, cultures, milieux sociaux et professionnels.

J'écris comme je suis. J'écris de manière diversifiée parce que ma vie est également diversifiée et n'a pas pris le chemin « normal, habituel et programmé » auquel les gens sont habitués. Je n'ai jamais voulu qu'il en soit ainsi non plus. J'étais et je suis le genre de personne que l'on appelle habituellement un bon vivant. Anti-conventionnel, libre dans mon être et dans ma façon de penser, indépendant des établis, mais que je respecte pleinement. Mes valeurs sont l'amour, la justice, le pardon, la bonne volonté, l'optimisme, la générosité, la responsabilité, la liberté avec moi-même et les autres, et de plus le fait d'être un bon père.

Presque tous mes livres sont basés sur des événements réels. J'écris des livres sur des sujets modernes qui amènent les gens et la société à changer, des livres sur des destins tragiques, des sujets tabous, l'éthique et la morale, l'éducation, le bonheur.

J'écris également des livres pratiques et des livres pour enfants dans un contexte interculturel, car mes enfants vivent dans un milieu interculturel. J'apporte avec moi des expériences issues de deux cultures différentes que j'ai dû combiner afin de donner à mes enfants le meilleur possible.

Ces connaissances et cette expérience ont toujours été constamment un grand atout pour les personnes qui ont sollicité mon aide.

Mes conseils et astuces d'inspiration africaine sont utiles dans tous les domaines de la vie, de l'éducation des enfants au couple, en passant par la sexualité, la santé, la nutrition et le bonheur. Même les noix les plus dures peuvent être ramollies et tout cela avec amour, patience, cohérence et justice. Pour cela, il est très important de se connaître soi-même, d'aimer et de s'éduquer au bonheur.

Mon style d'écriture est authentique et agréable à lire. Le choix des mots est simple, peu compliqué, compréhensible et clair. Mes livres doivent rendre curieux et pensif, éveiller le plaisir et le désir de lire. Je veux absolument garder mon style pour que les lecteurs me connaissent ainsi, m'acceptent ainsi et reconnaissent aussi à travers lui que je ne suis pas de souche allemande. C'est ce qui m'incite à écrire en allemand.

Lis mes livres et tu comprendras ce que j'ai écrit sur moi. Nous pouvons continuer à discuter, à débattre et à faire la paix. J'aimerais aussi lire tes éloges.

Ma page d'auteur est : www.dantse-dantse.com

Courriel : Leser@dantse-dantse.com

Mon site de coaching est : www.mycoacher.jimdo.com

E-Mail : mycoacher@yahoo.de

À propos d'indayi edition

D'un rêve est née une idée et de cette idée est née une maison d'édition : indayi edition, la première maison d'édition EQUITABLE !

Equitable pour les auteurs

une littérature équitable

pour un monde équitable

indayi edition a été fondée par Dantse Dantse à Darmstadt en 2015 et est ainsi la première maison d'édition d'un immigré Africain en Allemagne. Dantse est originaire du Cameroun et vit depuis plus de 25 ans Darmstadt, en Allemagne, où il a également étudié. L'écriture est sa passion depuis longtemps et, avec l'augmentation du nombre de livres publiés, le désir d'avoir sa propre maison d'édition a grandi, afin qu'il puisse rester fidèle à son style et à sa manière anti conventionnelle d'écrire et de publier, indépendamment des directives et des règles de l'édition.

Nous souhaitons promouvoir une littérature anti conventionnelle. Tout ce qui peut aider les gens sera publié par indayi edition, même si ce n'est pas un sujet à la mode en ce moment, ou même tabou. En outre, la littérature des personnes issues de l'immigration nous tient à cœur – les récits de leurs expériences, leurs romans, leurs histoires, leurs astuces, leur vision de la société, des questions d'actualité, des « Allemands », leur humour et leur culture. Notre objectif est de publier des livres qui servent à promouvoir la compréhension entre les cultures et qui aident les gens à mieux comprendre le monde et eux-mêmes. De bons livres, non conventionnels, qui ne se conforment pas au courant dominant mais dont les thèmes aident la société.

Les livres d'indayi sont différents :

...parce que nous ne traitons pas les sujets de manière superficielle, mais allons au fond des choses

...car nos auteurs écrivent de manière authentique, simple et lisible et n'utilisent pas de jargon technique

...parce que nous nous intéressons à ce qui est étranger et que nous essayons de le présenter tel qu'il est réellement, sans fioritures et sans préjugés, afin que le lecteur ait l'impression d'y être

...parce que nos livres résolvent des problèmes et donnent aux gens du soutien, de l'espoir et de la motivation tout en leur procurant aussi du sourire

...parce que nous donnons la parole aux personnes issues de l'immigration

...parce que nous utilisons la langue allemande pour l'intégration et la paix entre les cultures

...parce que tous nos livres pour enfants sont illustrés par des enfants et non par des professionnels - nous montrons ainsi comment les enfants conçoivent le monde et les histoires

Nous voulons donner une voix à ceux qui n'en ont pas. Les expériences, les rêves, les idées, les fantasmes et la sagesse des personnes issues de l'immigration, leur vision du monde ouvre des perspectives nouvelles et inhabituelles et nous enrichissent, tout autant que les textes d'autres auteurs anti conventionnels et à la pensée anti conventionnelle.

indayi veut publier des textes drôles, philosophiques, érotiques, utiles, émouvants, touchants, intéressants, passionnants, divertissants, polémiques, controversés, perspicaces, amusants, étonnants et qui appellent à la réflexion.

Visite-nous sur notre site web : www.indayi.de

Inscris-toi à notre bulletin d'information pour être informé des dernières nouvelles : https://indayi.de/newsletter/

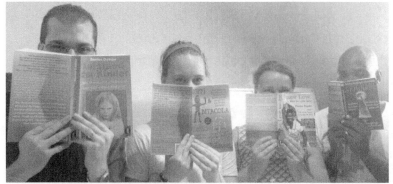

L'équipe de indayi edition!

DIFO - DANTSE IMMUN FORTE
Life & health protect energy sauce

La sauce thérapeutique magique pour la santé, à base de gingembre, d'ail, d'oignons, de piments et bien plus. Une sauce qui guérit les maladies corporelles et psychiques et a un goût magique. La sauce magnifiquement épicée combat les maladies de manière très efficace et rend aussi mince.

Une vraie délicatesse pour accompagner la viande, le poisson, le fromage, le pain blanc, le riz, les pâtes etc. Mangée régulièrement, tu verras un résultat durable et tu ressentiras un bien-être général. Cette sauce ne doit plus manquer sur ton menu ! Elle ne manquera plus, une fois que tu l'auras goûtée !

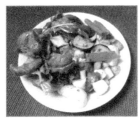 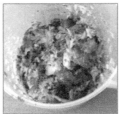 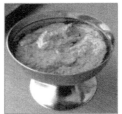

Souhaites-tu commander cette sauce ? Alors va sur https://indayi.de/difo-dantes-immun-forte/ oder www.mycoacher.jimdo.com ! Tu trouveras plus d'informations sur DIFO- DANTSE IMMUN FORTE dans mon livre Nutrazeutika (ISBN 9783946558192).

La formule DIFO-Immun contribue au fonctionnement normal du système immunitaire.

(contient de la vitamine A, B et C, ainsi que du natrium, du calcium, du potassium, du magnésium, du silicium, du soufre, du phosphore, de l'iode, du fer, du zinc)

Je te conseille DIFO® pour que ton système immunitaire reste fort :

- Avec la « formule Vita » unique, à base de plantes éprouvées

- Avec la force de la nature

- Contient des minéraux importants, qui protègent du stress oxydatif

- Contient déjà la dose journalière de vitamine C, A et plus

- Contient des acides aminés importants

DIFO, la sauce thérapeutique délicieuse pour optimiser l'harmonisation des processus métaboliques

D'autres livres parus chez indayi edition (extrait)

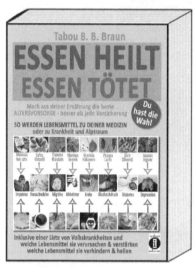
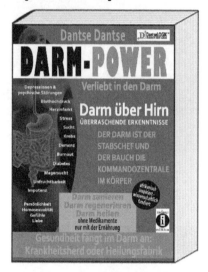
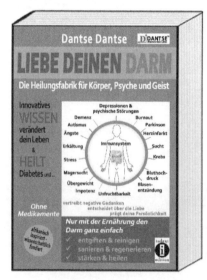
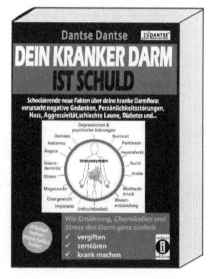

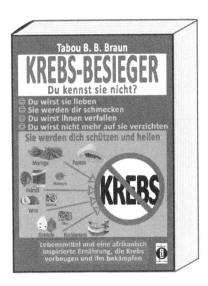
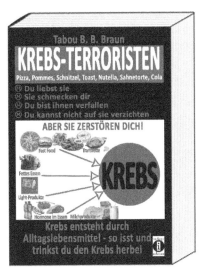
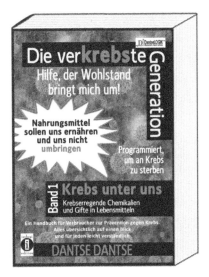
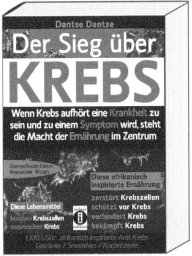

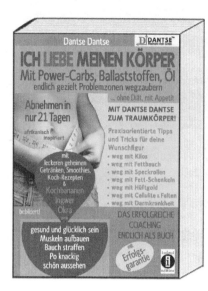
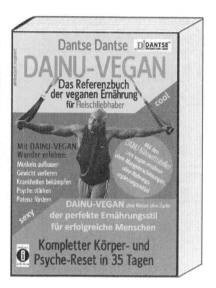
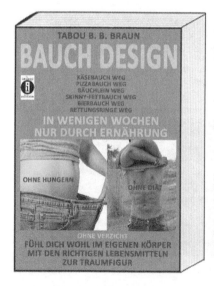
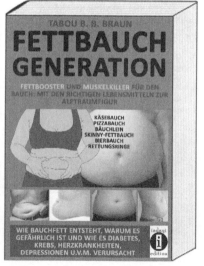

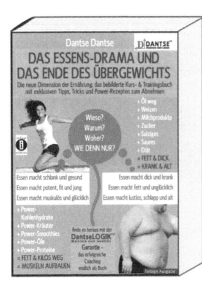 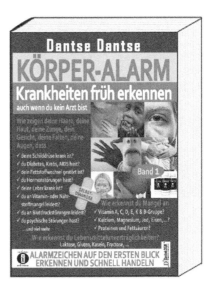

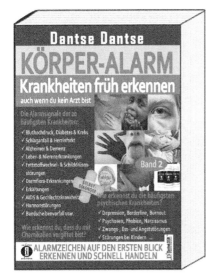 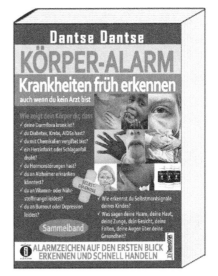

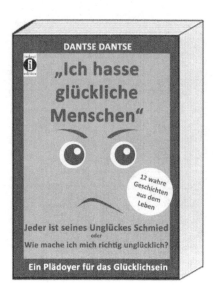
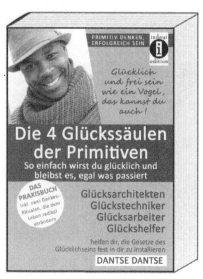
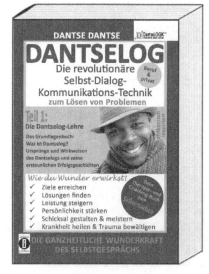
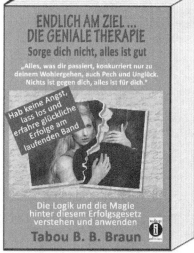

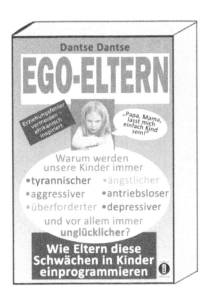
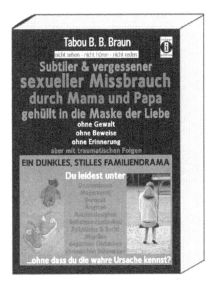
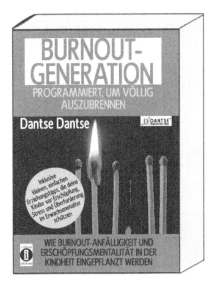
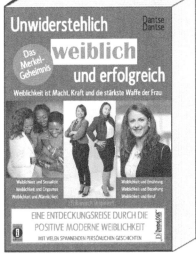

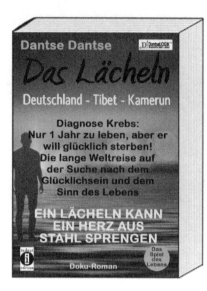
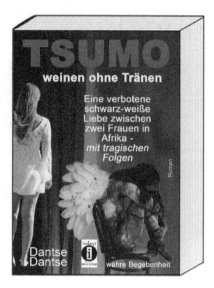
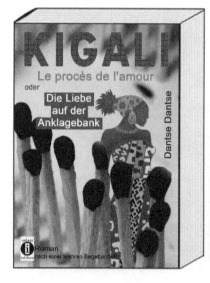
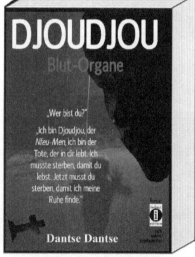

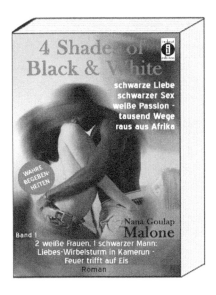 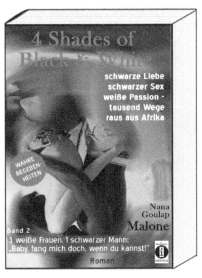 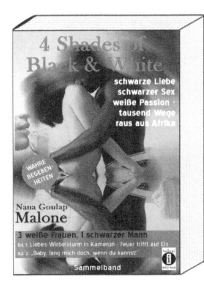 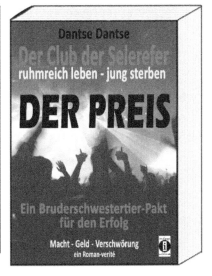

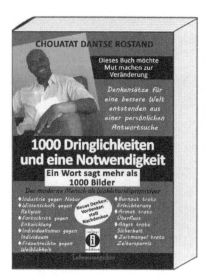
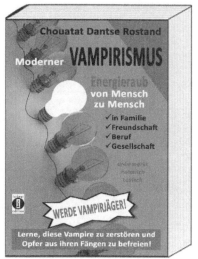
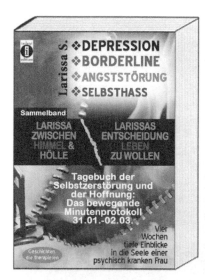
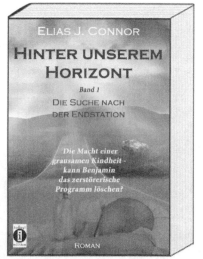

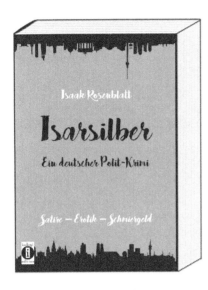
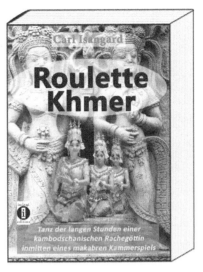
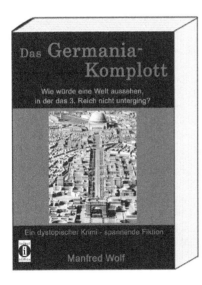
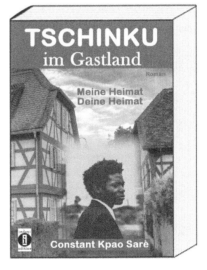

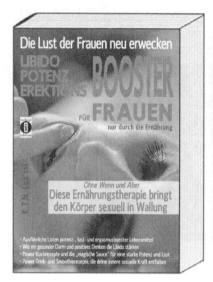
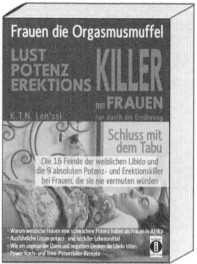
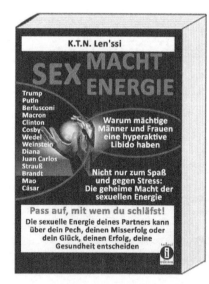
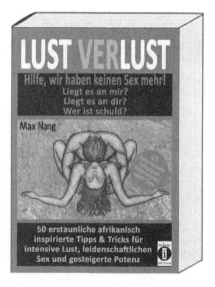